1 Pharmakologie

1.1 Arzneimittel

Arzneimittel im Sinne des **Arzneimittelgesetzes (AMG)** nach § 2 Abs. 1 sind Stoffe und Zubereitungen, die durch ihre Eigenschaften dazu bestimmt sind, am oder im menschlichen bzw. tierischen Körper **Krankheiten** zu **heilen,** zu **lindern,** zu **verhüten** oder zu **erkennen.** Dazu gehört z. B.

1 die Beschaffenheit, den Zustand oder die Funktion des Körpers erkennen zu lassen,
2 vom menschlichen Körper erzeugte Wirkstoffe oder Körperflüssigkeiten zu ersetzen,
3 Krankheitserreger, Parasiten oder fremde Stoffe zu beseitigen oder unschädlich zu machen,
4 die Beschaffenheit, den Zustand, die Funktionen oder seelische Zustände zu beeinflussen.

Ordnen Sie die folgenden Arzneimittel den vier Punkten zu.

Kontrazeptiva, Röntgenkontrastmittel, Antimykotika, Transfusionen, Antibiotika, Enzyme, Psychopharmaka, Insulin.

1.1 Arzneimittel

1 Röntgenkontrastmittel
2 Enzyme, Transfusionen, Insulin
3 Antibiotika, Antimykotika
4 Psychopharmaka, Kontrazeptiva

Ergänzung

Zu den Arzneimitteln gehören auch wirkstoffhaltige Verbandstoffe und chirurgisches Nahtmaterial, aber nicht Lebensmittel, Tabakerzeugnisse, Kosmetika oder Medizinprodukte.
Ausnahme: „Zweifelsfall-Regelung", d.h. die Arzneimitteldefinition trifft auch auf diese Produkte zu. Beispiel: Cannabis gilt als Tabakerzeugnis, hat aber auch symptomatische Wirkung bei Appetitmangel.
Arzneimittelgesetz → K 35

1 Pharmakologie

1.2 Arzneimittelformen

Arzneiformen bezeichnen bestimmte Formen der **Zubereitung,** die aus Wirkstoffen und Hilfsstoffen bestehen.

Ordnen Sie die nachfolgenden Arzneiformen den Überbegriffen zu.

fest	halbfest	flüssig	gasförmig

Tab. 1.1a Arzneiformen

Zäpfchen, Klysma, Salbe, Tinktur, Infusion, Inhalationslösung, Creme, Tablette, Granulat, Kapsel, Tropfen, Gel, Dragee, Pulver, Pflaster, Aerosol, Sirup, Emulsion

1.2 Arzneimittelformen

fest	halbfest	flüssig	gasförmig
Zäpfchen	Creme	Tinktur	Inhalationslösung
Tablette	Gel	Infusion	Aerosol
Granulat	Salbe	Tropfen	
Kapsel		Klysma	
Dragee		Sirup	
Pulver		Emulsion	

Tab. 1.1b Arzneiformen

Sonderform: wirkstoffhaltiges Pflaster → Mischung zwischen einer festen und einer halbfesten Arzneiform

Ergänzung

Fertigarzneimittel sind: „Arzneimittel, die im Voraus hergestellt werden und in einer zur Abgabe an den Verbraucher bestimmten Packung in den Verkehr gebracht werden" (AMG § 4). Das kann z. B. Aspirin® in einer 50 Stk.-Packung sein. Dagegen sind Fertigarzneien sog. „Rezeptur- und Defekturarzneimittel", die in Apotheken hergestellt werden.

Wirkstoffe und Hilfsstoffe → K 3

1 Pharmakologie

1.3 Wirkstoffe und Hilfsstoffe

Arzneimittel bestehen aus der Kombination von **Wirkstoffen** und **Hilfsstoffen.** Wirkstoffe sind die wirksamen Bestandteile eines Arzneimittels:

- anorganische Stoffe, wie Eisen, Magnesium und Calcium (unbelebte Natur)
- organische Stoffe, z. B. aus Pflanzen: Johanniskraut, Digitalisglycoside
- halbsynthetisch hergestellt, wie pflanzliche Stoffe, die weiterverarbeitet werden, z. B. Penicillinderivate
- vollsynthetisch hergestellt, wie Sulfonamide (Antibiotika), Paracetamol (Analgetikum)

Hilfsstoffe sind Stoffe ohne eine Eigenwirkung, wie z. B. Vaseline, Sorbinsäure, Stärke, Gelatine oder Maltose.

Erläutern Sie, warum in einem Arzneimittel auch Hilfsstoffe beigesetzt werden, und geben Sie Beispiele an.

1.3 Wirkstoffe und Hilfsstoffe

Hilfsstoffe werden eingesetzt

- um die Wirkstofffreigabe zu steuern (Retardtabletten),
- um den Wirkstoff zu schützen (Gelatine bei magensaftresistenten Kapseln/Tabletten),
- als Füllmittel (Milchzucker, Stärke),
- als Grundstoff bei streichfähigen Zubereitungen (Vaseline),
- als Konservierungsmittel (Benzoe-/Sorbinsäure),
- um einen schlechten Geschmack zu überdecken (z. B. Zucker, Lacke, Wachse als Überzug bei einem Dragee).

Ergänzung

Hilfsstoffe müssen im Beipackzettel aufgeführt *(deklariert)* werden, da sie Allergien auslösen können und die unerwünschte Wirkung nachvollziehbar sein sollte.
Heute wird die überwiegende Zahl der Arzneimittel synthetisch, teilweise sogar gentechnologisch hergestellt (z. B. Insulin).

1 Pharmakologie

1.4 Arzneimittelwirkung

Pharmakologie ist die Wissenschaft und **Lehre der Wechselwirkung zwischen Stoffen** (Pharmakon = Arzneimittel) und **Organismen.** Schon der deutsche Arzt und Alchemist Paracelsus erkannte im 15. Jahrhundert, dass ein und derselbe Stoff schädigende oder heilende Wirkung haben kann.

Erläutern Sie die Aussage von Paracelsus: „Allein die Dosis macht's, dass ein Ding kein Gift ist" und nennen Sie drei Beispiele.

1.4 Arzneimittelwirkung

Arzneimittel können bei zu hoher Dosis des Wirkstoffes toxisch wirken – die **Toxikologie** *(Lehre von Giftstoffen)* ist ein Teilgebiet der Pharmakologie *(Arzneimittellehre)*.
Paracelsus erkannte, dass es allein auf die Dosierung ankommt, ob ein Arzneimittel eine schädigende oder heilende Wirkung hat. Viele Pflanzeninhaltsstoffe sind in hoher Dosierung toxisch, in geringer Konzentration sind sie aber sinnvolle Arzneistoffe.

Beispiele

- Digitalis purpurea *(Fingerhut)* → Digoxin → Herzglycosid = u.a. Herzkraft stärkend
- Atropa belladonna *(Tollkirsche)* → Atropin → Parasympathikolytikum = u.a. Erweiterung der Bronchien, Beschleunigung der Herzfrequenz
- Mohngewächs (Schlafmohn) → Morphin → Analgetikum, Hypnotikum = u.a. schmerzlindernd, schlaffördernd

1 Pharmakologie

1.5 Arzneimittelforschung

Bevor ein neuer Wirkstoff an gesunden Probanden getestet wird, werden auch heute noch Tierversuche durchgeführt. Ein Arzneimittel bekommt nur eine Zulassung, wenn es als unbedenklich eingestuft wird. Diese Unbedenklichkeit muss nachgewiesen werden. In diesen letzten **präklinischen Prüfungen** wird versucht, **mögliche gefährliche Wirkungen** beim Menschen **frühzeitig zu erkennen.**

Erläutern Sie die nachstehenden Fachbegriffe und deren Bedeutung als Maßstab der Gefährlichkeit eines Arzneistoffes.

- Mutagenität
- Kanzerogenität
- Teratogenität
- Toxizität

1.5 Arzneimittelforschung

- **Mutagenität:** bezeichnet die Eigenschaft bestimmter Chemikalien (oder energiereicher Strahlung), Veränderungen am Erbgut *(Mutationen)* hervorzurufen. Beispiel: Nitrosamine
- **Kanzerogenität:** bezeichnet die Eigenschaft von Stoffen, eine unkontrollierte und ungeordnete Neubildung von Gewebe (Krebs) hervorzurufen. Beispiel: Asbest, Benzol
- **Teratogenität:** bezeichnet die Fähigkeit von Substanzen oder Umweltfaktoren, angeborene Fehlbildungen oder Fehlfunktionen von Organen zu verursachen. Beispiel: Alkohol, Thalidomid (Contergan®)
- **Toxizität:** bezeichnet die Fähigkeit von Stoffen, giftig *(toxisch)* zu wirken. Je nach Organ unterscheidet man z. B. Nervengifte (Botulinum) oder Zellgifte (Ethanol).

Präklinische/klinische Phase → Arzneimittelentwicklung → K 6
Toxikologie → Arzneimittelwirkung → K 4

1 Pharmakologie

1.6 Arzneimittelentwicklung

Die **Entwicklung eines Arzneimittels** dauert in der Regel mehrere Jahre und durchläuft verschiedene Zyklen. Unterschieden wird in

1. **präklinische Phase:** (bio)chemische Suche und Synthese sowie Entwicklung von hunderttausenden Substanzen sowie Optimierung des Wirkstoffes, Testung der Wirkung an isolierten Organen und Versuchstieren auf Mutagenität, Kanzerogenität, Teratogenität und Toxizität (gleichzeitige Sicherheitsprüfung)
2. **klinische Phase**

Erläutern Sie den weiteren Verlauf der Arzneimittelforschung in der klinischen Phase.

1.6 Arzneimittelentwicklung

Klinische Phase/Prüfung

- **Phase 1** – Praxis/Institutionen: Untersuchung an gesunden freiwilligen Versuchspersonen (ca. 6–20) auf Körperfunktion, Dosisfindung, Pharmakokinetik
- **Phase 2** – Klinik: ausgewählte Patienten (ca. 30–50), zustimmungspflichtig, Überprüfung der Wirkung auf die Erkrankung
- **Phase 3** – Praxis und Klinik: gleichzeitige Untersuchung an einer großen Menge von Patienten (mehrere Tausend), Überprüfung der Wirkung und Vergleich mit der Standardtherapie
- **Zulassung**
- **Phase 4** – Anwendungsbeobachtung/Langzeitanwendung: weitere Überwachung des Arzneimittels durch die Herstellerfirma, Ärzte und Apotheker. Die Daten werden vom BfArM oder der EMEA gesammelt und ausgewertet. Beurteilung von Nutzen und Risiken → allgemeine Anwendung oder Entzug der Zulassung

Ergänzung

BfArM: Bundesinstitut für Arzneimittel und Medizinprodukte

EMEA: European Medicines Agency = Europäische Zulassungsagentur (zuständig für die Überwachung und Beurteilung von Arzneimitteln)

Pharmakokinetik → Kapitel 2

1 Pharmakologie

1.7 Arzneimittelherstellung und -zulassung

Als **Arzneimittelherstellung** bezeichnet das Arzneimittelgesetz das Gewinnen, Anfertigen, Zubereiten, Be- oder Verarbeiten, Um- und Abfüllen, Abpacken, Kennzeichnen und die Chargenfreigabe von Arzneimitteln.
Die **Arzneimittelzulassung** dagegen ist die Freigabe des Arzneimittels durch die Aufsichtsbehörde zum Vertrieb (in Verkehr bringen).

Erläutern Sie, welche drei Namen bzw. Bezeichnungen ein zugelassenes Arzneimittel hat, was unter dem Begriff „Generikum" zu verstehen ist, und nennen Sie ein Beispiel.

1.7 Arzneimittelherstellung und -zulassung

Arzneimittelnamen

1 **chemische Bezeichnung:** chemische Struktur des Arzneimittels
2 **internationaler Freiname** bzw. wissenschaftlicher Kurzname *(INN – international non proprietary name):* einheitliche chemische Kurzbezeichnung, die von der Weltgesundheitsorganisation bestimmt wird, kurz und einprägsam sein soll
3 **Handelsname:** ausgewiesener Name der Herstellerfirma, meist ein Fantasieprodukt. Als eingetragenes Warenzeichen ist der Name als Patent mit einem ® *(Registered trademark)* für eine gewisse Zeit geschützt.
4 **Generikum:** bezeichnet ein Medikament, welches nach Ablauf des Patentschutzes auf den Markt kommt. Das Original wird von anderen Firmen kopiert und bedarf ebenfalls der vereinfachten Zulassung. Häufig sind diese Arzneimittel wesentlich günstiger.

Beispiel:

1 2-Acetoxybenzoesäure
2 Acetysalicylsäure
3 Aspirin® (Originalprodukt)
4 ASS ratiopharm®

Ergänzung

Homöopathische Arzneimittel werden nur registriert!

1 Pharmakologie

1.8 Arzneimittelerwerb

Das Arzneimittelgesetz (AMG) (letzte Novellierung 30.9.2009) regelt auch den **Erwerb** und die **Abgabe von Arzneimitteln.** Diese können in Apotheken oder je nach Zulassung auch in Drogerien und Lebensmittelgeschäften erworben werden. Für rezeptpflichtige Medikamente muss der Kunde i.d.R. derzeit auch einen Anteil von 10 % (mind. 5 € – max. 10 €) zahlen.

Erläutern Sie den Unterschied zwischen

- frei verkäuflichen,
- apothekenpflichtigen und
- verschreibungs- bzw. rezeptpflichtigen Arzneimitteln.

1.8 Arzneimittelerwerb

Frei verkäufliche Arzneimittel

- dienen ausschließlich zu anderen Zwecken als zur Beseitigung oder Linderung von Krankheiten, Leiden, Körperschäden oder krankhaften Beschwerden,
- werden z. B. auch in Supermärkten und Drogerien verkauft.
- Beispiele: Vitamine, Mineralstoffe, Tees, Desinfektionslösungen

Apothekenpflichtige Arzneimittel

- dürfen nur in Apotheken vertrieben werden, bedürfen der sachkundigen Beratung,
- dürfen auch teilweise ohne Rezept abgegeben werden.
- Beispiele (abhängig von Dosierung/Zubereitung): Antimykotika, Antitussiva, Analgetika

Verschreibungs- bzw. rezeptpflichtige Arzneimittel

- werden gegen ein (zahn-, tier-)ärztliches Rezept ausgegeben, da die unkontrollierte Einnahme des Arzneimittels zu unerwünschten Wirkungen und Schäden führen kann. Neu auf den Markt gekommene Arzneimittel sind zunächst (für 5 Jahre) verschreibungspflichtig.
- Beispiele: Antibiotika, stärkere Analgetika, Hormone

Arzneimittelerwerb im Ausland/Internet → K 38

1 Pharmakologie

1.9 Rezeptformen

Die Verordnung über die Verschreibungspflicht von Arzneimitteln **(Arzneimittelverschreibungsverordnung, AMVV)** reguliert, welche Arzneimittel von Apotheken nur auf Vorlage eines Rezeptes abgegeben werden dürfen und welche **Angaben** ein Rezept beinhalten muss. Dieses **Rezept** darf nur von einem approbierten Arzt, Zahnarzt oder Tierarzt ausgestellt werden.

Erläutern Sie die Unterschiede der verschiedenen Rezeptformen.
- Kassenrezept
- Privatrezept
- Betäubungsmittelrezept

1.9 Rezeptformen

Kassenrezept

- gekennzeichnet durch die Farben rot auf weiß
- beinhaltet verordnungsfähige, medizinisch notwendige, rezeptpflichtige AM
- einheitliches Formblatt für Kassenpatienten (Vertragsrezept)

Privatrezept

- kein offizielles Formular für Privatpatienten
- kann auch ein „Wunscharznei- bzw. Verbandmittel“ des Patienten beinhalten
- Kosten werden von den Patienten vorab bezahlt und nach der Einreichung bei der Krankenkasse erstattet.

Betäubungsmittelrezept

- spezielle BTM-Rezepte oder Stationsanforderungsscheine
- Medikamente unterliegen dem Betäubungsmittelgesetz.
- Besondere Vorschriften der Rezeptbestellung und zum Ausfüllen befinden sich in der Betäubungsmittelverschreibungsverordnung (BtMVV).

Betäubungsmittelgesetz → K 36

1 Pharmakologie

1.10 Applikationsformen

Arzneimittel können auf unterschiedliche Art und Weise **verabreicht** *(appliziert)* werden.

Erläutern Sie die nachfolgenden Begriffe und geben Sie ein Beispiel an.

1 oral, sublingual, bukkal
2 rektal
3 enteral, parenteral
4 subcutan, intracutan, intramuskulär
5 intravenös
6 intraperitoneal
7 intraartikulär
8 intralumbal
9 epidural
10 intrakardial
11 topisch/perkutan/epikutan
12 nasal
13 konjunktival
14 vaginal
15 pulmonal

1.10 Applikationsformen

1. **oral** = über den Mund, **sublingual** = unter die Zunge, **bukkal** = über die Wangenschleimhaut, z. B. bestimmte Analgetika
2. **rektal** = über den Enddarm durch Suppositorien (Zäpfchen), z. B. zum Abführen
3. **enteral** = über den Magen-Darm-Trakt, **parenteral** = unter Umgehung des Magen-Darm-Traktes, z. B. Injektionen
4. **subcutan** = in die Subcutis, **intracutan** = in die Cutis, **intramuskulär** = in den Muskel durch Injektionen, z. B. Impfstoffe
5. **intravenös** = in die Vene durch periphere oder zentrale Zugänge, z. B. Infusionen
6. **intraperitoneal** = in den Bauchraum durch Katheter, z. B. Bauchfelldialyse
7. **intraartikulär** = in das Gelenk durch Injektionen, z. B. Kortison bei Entzündungen
8. **intralumbal** = in den Liquorraum durch Injektionen, z. B. Kontrastmittel
9. **epidural** = in den Spalt über der harten Rückenmarkshaut durch Injektionen, z. B. zur Anästhesie
10. **intrakardial** = in das Herz durch Injektionen, z. B. bei einer Reanimation
11. **topisch/perkutan/epikutan** = über die Haut, z. B. durch Cremes, Salben, Tinkturen
12. **nasal** = über die Nasenschleimhaut, z. B. Tropfen
13. **konjunktival** = über die Augenbindehaut, z. B. Tropfen
14. **vaginal** = über die Vaginalschleimhaut, z. B. Vaginaltabletten bei einer Infektion
15. **pulmonal** = über die Bronchialschleimhaut, z. B. Inhalationssprays

2 Pharmakokinetik

2.1 Grundbegriffe der Pharmakokinetik

Als **Pharmakologie** wird die Lehre von den Wirkungen des Arzneimittels auf den gesunden oder kranken Organismus bezeichnet.
Während die **Pharmakodynamik** die Wirkungsweise des Arzneimittels im Körper beschreibt, setzt sich die **Pharmakokinetik** mit den Vorgängen von der Aufnahme bis zur Ausscheidung auseinander. Sie beschreibt, wie der Körper ein Arzneimittel verändert und beeinflusst. Dabei sind neben dem Arzneistoff die Arzneimittelform und die Applikationsart mitentscheidend.

Beschreiben Sie die einzelnen Schritte der Pharmakokinetik anhand folgender Begriffe:

- Applikation
- Resorption
- Verteilung *(Distribution)*
- Wirkung
- Metabolisierung *(Biotransformation)*
- Elimination *(Ausscheidung)*

2.1 Grundbegriffe der Pharmakokinetik

- **Applikation:** Einbringen des Arzneistoffes in den Körper. Eine Tablette kann geschluckt oder gemörsert und über die Magensonde verabreicht werden.
- **Resorption:** Aufnahme des Arzneistoffes in die Blutbahn. Die meisten Arzneimittel sind wasserlöslich. Sie gelangen nach oraler Applikation und Resorption im Gastrointestinaltrakt über Pfortader und Leber in den großen Kreislauf. Im Blut ist eine bestimmte Konzentration des Arzneistoffes vorhanden = **Blutspiegel**. Nur extrem fettlösliche Stoffe nehmen den Weg über die Lymphgefäße.
- **Verteilung** *(Distribution):* Verbreitung des Wirkstoffs über das Blut in Gewebe und Organe (durchblutungsabhängig). Fettlösliche Stoffe können die Blut-Hirn-Schranke überwinden.
- **Wirkung:** Reaktion des Wirkstoffes mit den Rezeptoren am Wirkungsort
- **Metabolisierung** *(Biotransformation):* Umwandlung des Arzneistoffes in Stoffwechselprodukte *(Metaboliten)*, hauptsächlich in der Leber. Viele Arzneistoffe (*Prodrugs*) werden erst durch den Umbau in der Leber wirksam oder werden hier schon abgebaut.
- **Elimination** *(Ausscheidung):* erfolgt meist über die Nieren, auch über Haut, Lungen oder Muttermilch. Große Arzneistoffe werden oft über die Gallenflüssigkeit in den Darm ausgeschieden. Die Arzneistoffkonzentration (= Blutspiegel) im Körper sinkt.

2 Pharmakokinetik

2.2 Weitere Grundbegriffe der Pharmakokinetik

Erläutern Sie zusätzlich folgende pharmakokinetische Grundbegriffe:

- First-pass-Effekt
- Bioverfügbarkeit
- Plasmaeiweißbindung
- Plasmahalbwertszeit
- Arzneistoffkumulation

2.2 Weitere Grundbegriffe der Pharmakokinetik

- **First-pass-Effekt:** Teil der Biotransformation, Einfluss der ersten Leberpassage auf die Konzentration des Wirkstoffs am Wirkort, z. B. werden manche Medikamente beim ersten Leberdurchgang schon zu 80 % abgebaut *(metabolisiert)*.
- **Bioverfügbarkeit** (relative oder absolute): beschreibt Geschwindigkeit und Ausmaß, wie ein Arzneistoff dem Körper zur Verfügung gestellt wird.
  - **relativ:** Die Bioverfügbarkeit einer Darreichungsform wird mit einer anderen Darreichungsform verglichen (z. B. Tablette mit einer Lösung).
  - **absolut:** Die Bioverfügbarkeit einer auf beliebige Weise applizierten Substanz (z. B. oral) wird mit der intravenösen Gabe verglichen.
- **Plasmaeiweißbindung:** Arzneimittel binden sich unterschiedlich stark an Eiweißkörper im Blut. Nur der ungebundene Anteil eines Arzneistoffes kann wirksam sein. Wenn der Blutspiegel des freien Arzneistoffes bei der Ausscheidung sinkt, wird aber weiterer Arzneistoff aus der Plasmaeiweißbindung freigesetzt. Die Wirksamkeit verlängert sich entsprechend.
- **Plasmahalbwertszeit:** Zeitspanne, nach der die Konzentration eines Arzneistoffes im Blut auf die Hälfte des momentanen Wertes abgesunken ist
- **Arzneistoffkumulation:** Ansammlung des Arzneistoffes im Körper. Es werden mehr Substanzen zugeführt als ausgeschieden, die Konzentration im Blut steigt, es kann zu toxischen Wirkungen kommen.

3 Pharmakodynamik

3.1 Grundbegriffe der Pharmakodynamik

Während sich die **Pharmakokinetik** mit den Vorgängen von der Aufnahme bis zur Ausscheidung eines Arzneimittels im Körper auseinandersetzt, beschreibt die **Pharmakodynamik** deren Wirkungsweise. Die gewünschte Wirkung wird auch Hauptwirkung genannt.

Erläutern Sie die in der Pharmakodynamik häufig vorkommenden Begriffe.

- Unterdosierung und Schwellendosis
- Überdosierung und Maximaleffekt
- therapeutische Breite
- Toleranz

3.1 Grundbegriffe der Pharmakodynamik

- **Unterdosierung:** Es ist keine für eine Therapie sinnvolle Menge des Arzneistoffes vorhanden.
- Die **Schwellendosis** ist die geringste Dosis, bei der eine Wirkung nachweisbar ist.
- **Überdosierung:** Die Plasmakonzentration liegt im toxischen *(giftigen)* Bereich. Es kommt zu unerwünschten Wirkungen.
- **Maximaleffekt:** bezeichnet die maximale Wirkung, die sich auch bei Dosissteigerung nicht mehr erhöhen lässt.
- **therapeutische Breite:** Spielraum zwischen der Mindestdosis für die erwünschte Wirkung und der Dosis, ab der es toxisch wirkt. Je kleiner die therapeutische Breite eines Arzneistoffes ist, desto genauer muss der Wirkspiegel des Medikamentes beobachtet werden.
- Die **Toleranz** bezeichnet die Gewöhnung an einen Arzneistoff. Bei wiederholter Gabe gewöhnt sich der Körper an den Arzneistoff, und für die gleiche Wirkung muss die Dosis erhöht werden.

Pharmakokinetik → Kapitel 2
Toleranz, Toleranzentwicklung → Arzneimittelabhängigkeit → K 18

3 Pharmakodynamik

3.2 Rezeptor-Pharmakon-Wechselwirkung

Rezeptoren sind u.a. Bindeglieder für körpereigene Überträgerstoffe, wie z. B. Acetylcholin oder Noradrenalin. Sie bestehen meist aus Proteinen und befinden sich auf den Membranen der Körperzellen bzw. im Zellinneren.

Ergänzen Sie den folgenden Text mit den unten stehenden Begriffen.

Rezeptoren reagieren mit ganz bestimmten Arzneimittelmolekülen. Diese selektive Anbindung wird auch __________ genannt, d.h. durch den Schlüssel wird die Tür zu einer Wirkung aufgeschlossen. Bei mehreren möglichen Partnern entscheidet die __________ zwischen dem Arzneimittel und dem Rezeptor *(Affinität)*. Ein Arzneimittel, welches die gleiche Reaktion auslöst wie der natürliche Körperstoff, wird als ________ bezeichnet. ________ jedoch haben einen gegenteiligen Effekt. Sie hemmen die Wirkung z. B. von _________ oder Neurotransmittern durch Blockierung des ________, ohne selbst einen Effekt auszulösen.

Hormonen, Antagonisten, Schlüssel-Schloss-Prinzip, Agonist, Rezeptors, Anziehungskraft

3.2 Rezeptor-Pharmakon-Wechselwirkung

Rezeptoren reagieren mit ganz bestimmten Arzneimittelmolekülen. Diese selektive Anbindung wird auch Schlüssel-Schloss-Prinzip genannt, d.h. durch den Schlüssel wird die Tür zu einer Wirkung aufgeschlossen. Bei mehreren möglichen Partnern entscheidet die Anziehungskraft zwischen dem Arzneimittel und dem Rezeptor *(Affinität)*. Ein Arzneimittel, welches die gleiche Reaktion auslöst wie der natürliche Körperstoff, wird als Agonist bezeichnet. Antagonisten jedoch haben einen gegenteiligen Effekt. Sie hemmen die Wirkung z. B. von Hormonen oder Neurotransmittern durch Blockierung des Rezeptors, ohne selbst einen Effekt auszulösen.

Ergänzungen

Synergismus: Zusammenwirken von zwei gleichzeitig eingenommenen Arzneistoffen und deren gegenseitige Verstärkung

Antagonismus: entgegengesetzte Wirkung von zwei gleichzeitig eingenommenen Arzneistoffen und deren gegenseitige Abschwächung

Wechselwirkungen → K 19

3 Pharmakodynamik

3.3 Wirkungsmechanismen von Arzneimitteln

Die meisten **Wirkungen von Arzneimitteln** folgen bestimmten Mechanismen. Eine Arzneimittelwirkung kann z. B. durch die **Interaktion mit einem Rezeptor** erfolgen. Dabei werden bei einer **Rezeptorblockade** die Rezeptoren für Überträgerstoffe geblockt, z. B. Blockade der Histaminrezeptoren durch H_1- und H_2-Antihistaminka. Oder die Rezeptoren werden **stimuliert,** z. B. durch Erregung der β-Rezeptoren im Bronchialsystem durch β-Sympathikomimetika.

Nennen Sie drei weitere Wirkmechanismen von Arzneimitteln mit jeweils einem Beispiel.

3.3 Wirkungsmechanismen von Arzneimitteln

- Öffnen oder Blockieren von spannungsabhängigen Ionenkanälen → z. B. durch Schließen von Natriumionenkanälen durch Lokalanästhetika zur örtlichen Betäubung
- Beeinflussen von Transportprozessen und Carriern *(Transportproteine)* → z. B. Hemmen des Na^+/Cl^--Transporters durch Thiazide (Diuretika) zur Förderung der Harnausscheidung
- Stören die Biosynthese von Mikroorganismen → z. B. Proteinsynthese von Bakterien durch Tetrazykline (Antibiotika), um die Ausbreitung dieser Krankheitserreger zu hemmen oder zu stören
- Beeinflussung der Enzyme durch Hemmung oder Aktivierung → z. B. Hemmen des Angiotensin-Konversions-Enzyms durch ACE-Hemmer, um den Blutdruck zu senken
- Veränderung des ph-Wertes → z. B. durch Abpufferung der Magensäure durch Antazida, um das Auftreten von Magenulcera zu reduzieren

Lokalanästhetika → K 144
Diuretika → K 80
Antibiotika → Bakterielle Infektionen → K 102
ACE-Hemmer → Herzwirksame Arzneimittel → K 78
Antazida → Magen- und Duodenalulkus → K 108

3 Pharmakodynamik

3.4 Placebowirkung

Als **Placebo** wird ein Arzneimittel ohne Wirkstoffe bezeichnet. Es handelt sich dabei um ein **Scheinmedikament,** welches in jeder Form hergestellt werden kann. So gibt es Injektionen, die nur Natriumchlorid 0,9 % enthalten, oder Tabletten, die nur Glucose als Inhaltsstoff haben. Auch Saft kann entsprechend gefärbt werden.

Erläutern Sie die Wirksamkeit solcher Placebos und den Begriff der Doppelblindstudie.

3.4 Placebowirkung

Wirkung

Placebos wirken nicht selbst, sondern durch die Erwartungshaltung und die Erfahrungen im Hinblick auf die Einnahme. Wenn ein Mensch Situationen erlebt hat, in denen seine Symptome durch Arzneimittel positiv reduziert wurden, wird er dazu neigen, dem Placebo eine Wirkung zuzuschreiben.

Diese Einflussgrößen werden verstärkt durch das Aussehen, den Geruch und den Geschmack, aber auch durch die verabreichende Person. So wirkt ein von einem vertrauensvollen Arzt oder einer Pflegenden verabreichtes Medikament, verbunden mit Information und Zuwendung, eher, als wenn es selbst eingenommen wird.

Doppelblindstudie

Dabei handelt es sich um eine Form einer placebokontrollierten klinischen Studie, die durchgeführt wird, um die Wirksamkeit eines Medikamentes zu testen und den Einfluss auf die Psyche des Menschen auszuschalten. Dabei wissen weder der verabreichende Arzt noch die Testpersonen, wer von den Testpersonen welche Medikamente erhält (Test- und Kontrollgruppe).

Ergänzung

Bei schweren Erkrankungen, schwersten Schmerzzuständen und lebensbedrohlichen Situationen ist der Einsatz von Placebos nicht mehr sinnvoll und ausreichend.

3 Pharmakodynamik

3.5 Unerwünschte Wirkungen

Jedes Arzneimittel mit einer **Hauptwirkung** hat sogenannte **Nebenwirkungen.** Nebenwirkungen sind die beim bestimmungsmäßigen Gebrauch auftretenden, schädlichen und unbeabsichtigten Reaktionen. Sie werden auch als **unerwünschte Wirkungen** (UW) bezeichnet. Die neben der Hauptwirkung auftretenden Wirkungen können in manchen Fällen aber auch einen erwünschten Effekt haben.

Nennen Sie ein Beispiel für eine „erwünschte" Nebenwirkung.

Erläutern Sie weiterhin, wovon das Auftreten von Nebenwirkungen abhängen kann.

3.5 Unerwünschte Wirkungen

Beispiel: Kontrazeptiva, die nicht zur Schwangerschaftsverhütung, sondern zum Ausgleich der hormonellen Situation, z. B. bei schwerer Akne, verschrieben werden.

Nebenwirkungen können von folgenden Aspekten abhängig sein:

- **Dosis:** Das Risiko einer unerwünschten Wirkung steigt mit der Dosiserhöhung.
- **Behandlungsdauer:** Je länger ein Medikament genommen wird, desto wahrscheinlicher können unerwünschte Wirkungen auftreten.
- **Alter:** Im Alter können verschiedene Medikamente nicht mehr so leicht verstoffwechselt werden und es kann zu Kumulationen kommen.
- **Einnahme weiterer Medikamente:** (Neben-)Wirkungen der verschiedenen Arzneistoffe können sich verstärken oder gegenseitig aufheben.
- **Vorerkrankungen:** Nierenfunktionsstörungen erschweren die Ausscheidung der Metaboliten.
- **körperliche Verfassung** des Menschen und seine **psychische Situation**

Ergänzung

Die unerwünschten Wirkungen zeigen sich z. B. durch allergische Reaktionen, Toxizität, Übelkeit/Erbrechen etc.

3 Pharmakodynamik

3.6 Arzneimittelabhängigkeit

Der Begriff **Sucht** wird oft unreflektiert eingesetzt und beschreibt ein zwanghaftes Bedürfnis und Angewiesensein auf eine bestimmte Substanz. Die WHO versucht, diesen (mit einem Stigma versehenen) Begriff durch sinnvollere Beschreibungen zu ersetzen.

Erläutern Sie die Begriffe Abhängigkeit, Missbrauch und Toleranzentwicklung im Zusammenhang mit der Einnahme von Opiaten (starke Analgetika).

3.6 Arzneimittelabhängigkeit

Abhängigkeit

„Seelischer, evtl. auch körperlicher Zustand, der dadurch charakterisiert ist, dass ein dringendes Verlangen oder unbezwingbares Bedürfnis besteht, sich die entsprechende Substanz fortgesetzt und periodisch zuzuführen." (WHO)

Missbrauch

Gebrauchen, Verwenden, Benutzen oder Anwenden einer Sache auf eine Art und Weise, die falsch, schädlich, unsachgemäß, unerwünscht oder nicht vorgesehen ist.

Toleranzentwicklung

- Adaption des Körpers auf einen bestimmten Stoff = **Gewöhnung**
- Immer höhere Dosen werden erforderlich, weil sich der Körper an das Arzneimittel „gewöhnt" hat.

Ergänzung

Weitere Arzneimittel, die bei einem Medikamentenmissbrauch häufig vorkommen, sind z. B. Schlafmittel (Barbiturate, Benzodiazepine), Nasentropfen, Laxanzien etc.

3 Pharmakodynamik

3.7 Wechselwirkungen

Wechselwirkungen *(Interaktionen)* treten auf, wenn **zur gleichen Zeit mindestens zwei verschiedene Arzneimittel** verabreicht werden oder die **Ernährung/Getränke** auf die Arzneimittelwirkung einen Einfluss haben. Dabei kann sich die Wirkung verstärken/verlängern, abschwächen/verkürzen oder sogar aufheben.

Erläutern Sie anhand von zwei Beispielen, wie es zu einer Wechselwirkung mit Nahrungsmitteln/Getränken oder Arzneimitteln kommen kann.

3.7 Wechselwirkungen

- **Wirkungsverstärkung** von Marcumar® durch Cimetidin (Grapefruitsaft) oder Aspirin® (= Synergismus). Die Blutungsneigung nimmt zu.
- **Wirkungsverstärkung** von Benzodiazepinen bei der gleichzeitigen Aufnahme von Alkohol.
- **Wirkungsverlust/-aufhebung:** Bei Überdosierung eines Opioids (Morphin) wird ein Antidot (Anexate®) eingesetzt, welches das Opiat von dem Rezeptor verdrängt (= Antagonismus).
- **Wirkungsverlust** von oralen Antidiabetika durch Corticoide.

Ergänzung

Wechselwirkungen können pharmakokinetische oder pharmakodynamische Ursachen haben. Die gleichzeitige Einnahme von Arzneimitteln mit der Nahrung bzw. Getränken kann zu einem Wirkungsverlust durch verminderte Resorption des Arzneimittelstoffes führen, z. B. bei einigen Antibiotika bei der gleichzeitigen Einnahme mit Calcium in Milch bzw. Käse.

Pharmakokinetik → Kapitel 2
Pharmakodynamik → K 13
Synergismus/Antagonismus → Rezeptor-Pharmakon-Wechselwirkung → K 14

3 Pharmakodynamik

3.8 Unverträglichkeiten

Als **Unverträglichkeit** wird eine **chemisch-physikalische Reaktion** bereits bei der Herstellung/ Zubereitung oder bei der Applikation von Arzneimitteln **vor Aufnahme** in den Körper bezeichnet **(Inkompatibilität).**

Nennen Sie vier Beispiele, wodurch Unverträglichkeiten von Arzneistoffen auftreten können und wie Sie diese bemerken.

3.8 Unverträglichkeiten

Beispiele

1. Lichteinwirkung bei labilen Stoffen (Nifedipin als Infusion)
2. zeitabhängige chemische Zersetzung (einige Antibiotika)
3. Adsorption an Behältnissen und Zuleitungsschläuchen (Insulin lagert sich an der Oberfläche von Glas, Polyethylen und PVC ab)
4. chemisch-physikalische Inkompatibilität bei der Vermischung von Wirkstoffen (Salzbildung, ph-Veränderung)

Beobachtung

- Ausflockung
- Verfärbung
- Trübung
- Kristallbildung

Ergänzung

Adsorption: Anreicherung von Stoffen aus Gasen oder Flüssigkeiten an der Oberfläche eines festen Körpers

Geeignete Infusionslösungen für Zumischungen mit Arzneistoffen sind z. B. NaCl 0,9% oder Glucose 5%.

4 Aufgaben der Pflegenden

4.1 Arzneimittelverordnung im Krankenhaus

Das **Verordnen von Arzneimitteln** obliegt in Deutschland allein dem **zuständigen Arzt.** Er kennt erwünschte und unerwünschte Wirkungen des Arzneimittels und er besitzt die fachliche Kompetenz bzgl. der pathophysiologischen Veränderungen des Patienten.

Lesen Sie sich das nachfolgende Fallbeispiel durch und beschreiben Sie Ihr Vorgehen.
Frau M. ist 82 Jahre alt. Sie wurde wegen einer Pneumonie und einer entgleisten Herzinsuffizienz ins Krankenhaus eingewiesen. Der Stationsarzt ordnet bei der Visite schriftlich ein Diuretikum (2 × 40 mg Lasix® p.o.) und ein Antibiotikum an. Sie haben die Aufgabe, die Visite auszuarbeiten. Lasix® ist auf der Station vorhanden, das Antibiotikum aber nicht, und Sie finden es auch nicht auf den gelisteten Medikamenten.

4.1 Arzneimittelverordnung im Krankenhaus

- Lasix®: schriftliche patientenbezogene Verordnung eines AM durch den Arzt (Handelsname, Wirkstoffmenge, Häufigkeit und Art der Verabreichung)
- Übertrag der Verordnung auf das Kurvenblatt, ggf. Fragen klären
- Richten eines Medikamentendispensers mit dem Namen und der Zimmernummer der Patientin
- Lasix® im Dispenser richten, ggf. nachbestellen
- Patienteninformation und Verabreichen des Medikaments
- Antibiotikum: nicht gelistete Medikamente müssen vom Oberarzt oder Chefarzt schriftlich gesondert angefordert werden = Sonderanforderung
- Die Apotheke stellt Alternativen zur Verfügung oder besorgt das Originalpräparat.

Ergänzung

Medikamentendispenser sind Behältnisse für vier Tagesabschnitte, an denen ein Patient sein Medikament erhält.

Verblisterung: individuelle personenbezogene Neuverpackung von allen AM, die der Patient pro Tag erhält. Die Bestellung erfolgt über ein Softwareprogramm durch die Pflegenden auf der Station, wird vom Arzt validiert *(bestätigt)* und online an die Apotheke versandt. Die Verblisterung geschieht durch einen Automaten in der Apotheke.

Arzneimittel richten → K 25
Arzneimittel bestellen → K 23

4 Aufgaben der Pflegenden

4.2 Arzneimittelverordnung in der ambulanten Pflege

Im Altenheim, Hospiz und in der ambulanten Pflege erfolgt die **Verordnung von Medikamenten** durch die zuständigen (Haus-)Ärzte des Patienten/Bewohners.

Lesen Sie sich das nachfolgende Fallbeispiel durch und erläutern Sie Ihr Vorgehen nach der Medikamentenverordnung.

Tim ist zwölf Jahre alt. Das Kind befindet sich im Wachkoma und wird zuhause von seiner Familie und dem ambulanten Pflegedienst versorgt. Aufgrund häufig wiederkehrender Obstipation verordnet der zuständige Hausarzt Laxoberal® Tropfen, die über die PEG-Sonde gegeben werden sollen. Sie sind als Mitarbeiterin des ambulanten Pflegedienstes für diesen Patienten mit zuständig.

4.2 Arzneimittelverordnung in der ambulanten Pflege

- Der Hausarzt muss ein personenbezogenes Rezept ausstellen, in dem differenziert das Medikament aufgeführt wird.
- Gleichzeitig erfolgt die Dokumentation in der Kurve (entweder durch den Arzt oder durch die Pflegende mit anschließender Arztunterschrift).
- Das Rezept wird eingelöst.
- Die Zuzahlung trägt der Patient, sofern er nicht privatversichert oder von der Zuzahlung befreit ist.
- Dokumentation der Verabreichung in der Akte des Patienten
- Beobachtung der Wirksamkeit des Medikaments

Sonstiges

Altenheime haben oftmals Verträge mit bestimmten Apotheken. Dort können die AM bestellt werden. Bei der Lieferung wird dann das Rezept eingelöst.

Im ambulanten Pflegebereich werden die AM meist von den Angehörigen besorgt. (Folge-)Rezepte können direkt beim Hausarzt abgeholt und in der Apotheke eingelöst werden.

Ergänzung

Werden regelmäßig AM benötigt, können diese auch durch die Apotheke, z. B. in verschweißten Wochenrationen, geliefert werden *(multi-dose-Verpackung)*.

PEG: perkutan endoskopisch kontrollierte Gastrostomie

4 Aufgaben der Pflegenden

4.3 Arzneimittel bestellen

Die **Bestellung von Arzneimitteln** gehört zu den Aufgaben der Pflegenden in allen pflegerischen Handlungsfeldern. Nach der **Überprüfung des stationsüblichen Arzneimittelvorrats** werden die Medikamente in der Apotheke bestellt. Früher gab es hierfür gesonderte Bestelllisten, heutzutage findet die Bestellung direkt über ein EDV-gestütztes System statt.

Was muss bei der Bestellung von Arzneimitteln beachtet werden? Nennen Sie fünf Kriterien.

4.3 Arzneimittel bestellen

- **Zeitpunkt:** Die Bestellung erfolgt an bestimmten Tagen bis zu bestimmten Uhrzeiten.
- Die Bestellung muss durch die **Unterschrift** des Stationsarztes legitimiert sein. Das kann handschriftlich oder über ein Softwareprogramm erfolgen. Letzteres wird auch Validieren *(Überprüfen)* genannt, d.h. der Stationsarzt überprüft die Bestellung im EDV-System und bestätigt diese durch seine Legitimation.
- Die **Auswahl** richtet sich nach den für diese Klinik gelisteten AM. Sonder- bzw. Importanforderungen müssen über den Ober- bzw. Chefarzt erfolgen (schriftliche Sonderanforderungen).
- Die **Menge** sollte dem Verbrauch entsprechend bestellt werden, damit es nicht zu Lagerungsschwierigkeiten aufgrund von Platzmangel oder dem Verfallen von AM aufgrund von zu langer Liegedauer kommt.
- Die **Lieferung** erfolgt in druck- und stoßgeschützten Behältern, die verplombt sind. Sie müssen direkt nach dem Eintreffen auf **Vollständigkeit** und **Korrektheit** überprüft werden.

Ergänzung

Die Bestellung wird von Apothekenmitarbeitern geprüft. In vielen Kliniken ist mittlerweile auch eine direkte Onlinekommunikation mit der Apotheke möglich. So können Fragen konkret und schnell beantwortet werden.

4 Aufgaben der Pflegenden

4.4 Arzneimittel lagern

Die Entnahme von Arzneimitteln an den verschiedenen **Lagerungsorten** erfolgt nur durch befugte Personen (Pflegende und Ärzte). Dabei müssen Verwechslungen vermieden werden, die Qualität des Lagerungsortes gewährleistet sein und eine **regelmäßige Kontrolle der Arzneimittel auf die Haltbarkeit und Unversehrtheit der Verpackung** stattfinden. Dabei wird ein Ordnungsprinzip eingehalten: First-in-First-out-Prinzip.

Erläutern Sie das First-in-First-out-Prinzip und nennen Sie je drei Besonderheiten folgender Aufbewahrungsorte für Arzneimittel.

- Kühlschrank
- Betäubungsmittelschrank
- Arzneimittelschrank

4.4 Arzneimittel lagern

First-in-First-out-Prinzip: AM, die zuerst eingelagert werden, sollten auch zuerst verbraucht werden.

Kühlschrank

- gilt nur für spezielle AM oder angebrochene Mehrfachdosisampullen (z. B. Heparin), Augen- bzw. Nasentropfen und -salben, Impfstoffe und Seren etc.
- Temperatur zwischen +2 und +8 °C
- regelmäßige Kontrolle, Dokumentation, Reinigung, Desinfektion und Abtauen

Betäubungsmittelschrank

- enthält AM mit Abhängigkeitspotenzial (Betäubungsmittel)
- ist ein Safe, der Schlüssel wird von der zuständigen Pflegenden aufbewahrt
- Regelungen zur Lagerung, Zufuhr und Entnahme finden sich im BtMG.

Arzneimittelschrank

- Raumtemperatur 15–25 °C
- ist abschließbar und nur Befugten zugänglich

Ergänzung

Beipackzettel und Verpackungen nicht verwerfen! Blister oder Tabletten, Kapseln etc. nicht einzeln aufbewahren!

Betäubungsmittelgesetz (BtMG) → K 36

4 Aufgaben der Pflegenden

4.5 Arzneimittel richten

Das **Richten der verordneten Arzneimittel** erfordert eine hohe **Konzentration** und sehr viel **Sorgfalt.** Pflegende kommen regelmäßig mit den verschiedenen Medikamenten in Kontakt und sind über die gängigen Arzneimittel informiert.

Worauf achten Sie beim Richten von Arzneimitteln? Nennen Sie mindestens sechs Kriterien.

4.5 Arzneimittel richten

- Hygiene: vorher Hände waschen, desinfizieren, saubere Arbeitsunterlage, Medikament direkt aus dem Blister drücken
- Vorbereitung möglichst unmittelbar vor dem Verabreichen
- Richten der Arzneimittel zu festen Zeiten
- Verfallsdatum überprüfen
- AM nicht unbeaufsichtigt lassen, Störungen vermeiden bzw. eine Aufgabe zu Ende führen
- AM auf Aussehen, Geruch, Verfärbungen, Ausflockungen etc. beobachten
- Bei Mehrfachdosisampullen, Flüssigkeiten/Sirup etc. das Anbruchsdatum, Uhrzeit und ggf. Aufbrauchfrist auf der Flasche vermerken.
- Falls das AM nicht selbst gerichtet wurde, muss es vor der Verabreichung nochmals gegenkontrolliert werden.
- 3-fache Kontrolle des AM beim Bereitstellungsvorgang
  - beim Herausnehmen aus dem Schrank
  - beim Herausnehmen aus der Schachtel/Umverpackung
  - beim Zurückstellen/Einordnen

Ergänzung

Falls das AM nicht selbst gerichtet wurde: Gegenkontrolle vor Verabreichung!
Verblisterung → Arzneimittelverordnung im Krankenhaus → K 21

4 Aufgaben der Pflegenden

4.6 Haltbarkeit und Verfallsdatum überprüfen

Das **Verfallsdatum** findet sich auf der Arzneimittelverpackung. Die **Aufbrauchfrist** bezeichnet die Zeit, in der die AM nach Anbruch der Verpackung aufgebraucht werden müssen. **Anbruchdatum und Aufbrauchfrist** sollten auf der Verpackung angebracht werden.

Nennen Sie fünf Faktoren, die die Qualität und Haltbarkeit von Arzneimitteln beeinflussen, und erläutern Sie, wann ein Arzneimittel zurück an die Apotheke gegeben werden muss.

4.6 Haltbarkeit und Verfallsdatum überprüfen

Die **Medikamentenhaltbarkeit** wird durch folgende Faktoren beeinflusst:
- Zeit
- Temperatur
- Feuchtigkeit
- Licht
- Sauerstoff
- Mikroorganismen
- mechanische Beschädigung

Rückgabe an die Apotheke, wenn
- Verfärbungen, Geruchsveränderungen o.ä. erkennbar sind,
- seltene oder teure Medikamente nicht mehr verbraucht werden.

Ergänzung

Besondere Verpackungssysteme, wie braune Flaschen oder Trockensubstanzen, verlängern die Haltbarkeit der AM.
Der Hersteller eines AM garantiert die ordnungsgemäße Wirkung bei korrekter Lagerung bis zum Erreichen des Verfallsdatums. AM mit abgelaufenem Verfallsdatum dürfen lt. Gesetz nicht mehr eingesetzt werden (Wirksamkeitsverlust, evtl. giftige Nebenprodukte). Die Entsorgung in der Klinik und im priv. Haushalt erfolgt i.d.R. über den Hausmüll.

4 Aufgaben der Pflegenden

4.7 Charge kontrollieren

Wenn innerhalb eines kurzen Zeitraumes bei dem gleichen Arzneimittel gehäuft ungewöhnliche Reaktionen des Patienten stattfinden oder wenn der Hersteller im Nachhinein einen Fehler in der Produktion bemerkt, wird eine Charge eines Arzneimittels „zurückgerufen".

Erläutern Sie, was unter dem Begriff Charge zu verstehen ist und welchen Zweck diese erfüllt.

4.7 Charge kontrollieren

Nachdem ein Arzneimittelwirkstoff mit Hilfsstoffen in seine festgelegte Darreichungsform gebracht wurde, wird es in speziell entworfenen Verpackungen maschinell abgefüllt.
Als Charge wird die in **einem** Herstellungsgang erzeugte und verpackte Menge eines AM bezeichnet. Diese Chargen enthalten Kontrollnummern, die auf den Fertigarzneimitteln nach der Abkürzung „Ch.-B." aufgedruckt sind.
Wird eine Charge als mangelhaft erkannt, wird sie mit dieser Nummer gezielt „zurückgerufen". Der Rückruf wird von den zuständigen Herstellern durchgeführt. Aus diesem Grund ist ein „Umpacken" von einzelnen Blistern in andere Verpackungen unbedingt zu unterlassen.
Arzneimittelherstellung und -zulassung → K 7

4 Aufgaben der Pflegenden

4.8 Dosierungen berechnen und überprüfen

Die korrekte **Dosierung eines Arzneimittels** muss vom verordnenden Arzt in der **Dokumentation** mit angegeben werden. Dosierungsfehler können große Gefahren für den Patienten bedeuten. Grundlegende Kenntnisse zum Berechnen von Konzentrationen und Mengenangaben sind unerlässlich.

Beantworten Sie die nachfolgenden Fragen.

1. Wozu dient das Berechnen der Körperoberfläche?
2. Wie viele Tropfen einer wässrigen bzw. einer alkoholischen Lösung sind jeweils 1 ml?
3. Nennen Sie drei Angaben für Konzentrationen.
4. Nennen Sie die Formel zum Berechnen der Tropfengeschwindigkeit bei 500 ml einer NaCl 0,9 %-Infusion.
5. Nennen Sie die Formel zum Berechnen der Infusionsdauer bei 1000 ml NaCl 0,9 %.
6. Sie sollen einem Patienten 28 IE eines Insulins geben. 1 ml entspricht 40 IE. Wie viele ml geben Sie?
7. Sie sollen einem Patienten 7500 IE eines Heparins geben. 10 ml enthalten 250000 IE. Wie viele ml geben Sie?

4.8 Dosierungen berechnen und überprüfen

1 Berechnen der Körperoberfläche → dient als Orientierungsgröße bei der Dosierung bestimmter Arzneimittel, z. B. bei Zytostatika

2 1 ml = 20 Tropfen einer wässrigen Lösung
1 ml = ca. 50 Tropfen einer alkoholhaltigen Lösung

3 Konzentrationen IE/ml, % (Prozent), ‰ (Promille), Mol/l

4 Formel zum Berechnen der Tropfengeschwindigkeit bei 500 ml einer NaCl 0,9 %-Infusion für 8 Stunden:
Infusionsmenge in ml : 3 × Infusionsdauer in Stunden = Anzahl der Tropfen/Min.
Beispiel: 500 ml : 3 × 8 Std.
(24 Std.) = ca. 20 Tropfen/Min.

5 Formel zum Berechnen der Infusionsdauer bei 500 ml NaCl 0,9 % und 30 Tropfen/Min.:
Infusionsmenge in ml : 3 × Anzahl der Tropfen/Min.
Beispiel: 500 ml bei 30 Tropfen/Min. = 5,5 Std.

6 28 IE Insulin entsprechen bei 1 ml/40 IE = 28:40 = 0,7 ml

7 7500 IE Heparin entsprechen bei 10 ml/250000 IE = 0,3 ml

4 Aufgaben der Pflegenden

4.9 Arzneimittel verabreichen

Die **Verabreichung** von Arzneimitteln kann i.d.R. an **examiniertes Pflegepersonal** delegiert werden, wenn der verordnende Arzt sich von der fachlichen Qualifikation überzeugt hat. Dazu gehören auch allgemeine Kenntnisse über das Arzneimittel, seine Wirkung und Nebenwirkung sowie die Art und Weise der Verabreichung.

Nennen Sie die 5-R-Regel, die Sie bei der Verabreichung von Arzneimitteln beachten müssen.

4.9 Arzneimittel verabreichen

5-R-Regel
- richtiger Patient
- richtiger Zeitpunkt
- richtiges Medikament
- richtige Dosierung
- richtige Verabreichungsform

Ergänzung

Besonders zu beachten ist die Einnahme der AM bei Kindern und bewusstseinsveränderten Patienten.
Applikationsformen → K 10
Anordnungsverantwortung → Haftungsrecht I → K 33
Durchführungsverantwortung → Haftungsrecht II → K 34
Ziel: Förderung der eigenverantwortlichen und selbstständigen Einnahme der AM → Informieren, beraten und anleiten → K 30

4 Aufgaben der Pflegenden

4.10 Informieren, beraten und anleiten

Informieren, beraten und anleiten als pädagogische Intervention gehört zu den grundlegenden Aufgaben von Pflegenden. Viele Patienten und/oder Angehörige sind sehr unsicher im **Umgang mit den Arzneimitteln.** Von Seiten der Pflegenden ist es erforderlich, hier die wichtigsten Hinweise zu kennen, um eine korrekte Einnahme des Arzneistoffes zu gewährleisten.

Erläutern Sie, welche Informationen ein Patient zur Einnahme von magensaftresistenten Tabletten, Dragees und Kapseln benötigt, und nennen Sie vier Quellen, aus denen Sie diese Informationen erhalten können.

4.10 Informieren, beraten und anleiten

Einnahme von magensaftresistenten Tabletten, Dragees und Kapseln

- AM mit erhobenen Oberkörper und mind. 150–200 ml Wasser einnehmen, damit sie nicht in der Speiseröhre hängen bleiben. Aggressive Arzneistoffe können dort zu Schleimhautschäden führen. Andere Flüssigkeiten eignen sich nicht, da es u.U. zu Wechselwirkungen kommen kann.
- Einnahme nüchtern, idealerweise 1–2 Stunden vor der Nahrungsaufnahme
- Bei vollem Magen ist die Entleerung in den Dünndarm und damit der Wirkungseintritt verzögert.

Quellen

- „Rote Liste“: Arzneimittelverzeichnis
- „Gelbe Liste“: Arzneimittelverzeichnis
- Internet: DIMDI = Deutsches Institut für medizinische Dokumentation und Information
- Beipackzettel/Fachinformation

Ergänzung

www.rote-Liste.de, www.gelbe-liste.de, www.dimdi.de, www.fachinfo.de

Tabletten, Dragees und Filmtabletten, Kapseln → K 59–61

4 Aufgaben der Pflegenden

4.11 Bedarfsmedikation

Die **Verordnung von Arzneimitteln** geschieht im Krankenhaus meistens bei der **Visite.** Der Arzt dokumentiert das zu verabreichende Arzneimittel (Handelsname) mit Menge, Häufigkeit und Applikationsart.

Erläutern Sie die anschließenden Fragen.

- Wie verfahren Sie bei einer telefonischen Anordnung?
- Wie sollte korrekterweise eine Bedarfsmedikation formuliert sein?

4.11 Bedarfsmedikation

Eine Medikamentenverordnung darf nur im Notfall telefonisch erfolgen. Sinnvoll ist es in diesem Zusammenhang, einen Zeugen dabei zu haben. Sobald der Arzt wieder auf der Station ist, muss er diese Verordnung dokumentieren bzw. mit seinem Handzeichen bestätigen.
Korrekterweise sollte die Bedarfsmedikation folgende Kriterien beinhalten:

- Einzeldosis und Maximaldosis in 24 Stunden und Symptome, bei denen das Medikament verabreicht werden darf
- z. B. = b.B.10 mg Sevredol® p.o. (max. 30 mg in 24 h) ab NRS 3
- Hilfreich sind Standards, die nach Absprache mit dem zuständigen Arzt einsetzbar sind. Auch hier gilt die schriftliche Anordnung des Arztes.

Haftungsrecht I und II → K 33/34

Ergänzung

NRS = Numerische Ratingskala (Instrument zur Einschätzung der Schmerzstärke von 0–10):
0 = Keine Schmerzen
10 = Stärkster vorstellbarer Schmerz

5 Rechtliche Vorschriften

5.1 Krankenpflegegesetz

Das **Krankenpflegegesetz** ist die **normierende Grundlage** für die Ausbildung in der Gesundheits-, Kranken und Kinderkrankenpflege. In der aktuellen Fassung von 2003 bestimmt das Ausbildungsziel in § 3 den Weg der Ausbildung. Absatz 2 beschreibt u.a. **Aufgaben, die eigenverantwortlich und im Rahmen der Mitwirkung** durchgeführt werden sollen.

Erläutern Sie, was aus dem Gesetzestext hinsichtlich des Umgangs mit Arzneimitteln abgeleitet werden kann.

5.1 Krankenpflegegesetz

Der Umgang mit Arzneimitteln ist hauptsächlich im Rahmen der Mitwirkung auszuführen. Die Mitwirkung betrifft insbesondere

- die eigenständige Durchführung ärztlich veranlasster Maßnahmen und
- Maßnahmen der medizinischen Diagnostik, Therapie oder Rehabilitation.

Das bedeutet, dass die Anordnung der Arzneimittel den Ärzten obliegt, die Ausführung jedoch durchaus an das 3-jährig examinierte Pflegepersonal delegiert werden kann (Mitwirkung!).

Die **eigenverantwortlich auszuführenden Maßnahmen** im Zusammenhang mit der Arzneimittelverabreichung betreffen insbesondere die Beratung, Anleitung und Unterstützung der zu Pflegenden und ihrer Angehörigen.

Arzneimittel verabreichen → K 29
Haftungsrecht I → K 33

5 Rechtliche Vorschriften

5.2 Haftungsrecht I

Im Umgang mit Arzneimitteln müssen Pflegende die Grundlagen der **Anordnungs- und Durchführungsverantwortung** kennen und rechtliche Regelungen beachten.

Erläutern Sie, welche Aufgaben der Arzt im Rahmen seiner Anordnungsverantwortung hat und wann eine Arzneimittelverabreichung nicht delegierbar ist.

5.2 Haftungsrecht I

Anordnungsverantwortung

- Der Arzt muss die Wirkungen und unerwünschten Wirkungen des AM kennen und den Zustand des Patienten korrekt einschätzen.
- Die Maßnahme an sich muss delegierbar sein.
- Der Arzt muss sich von den fachlichen Fähigkeiten und Fertigkeiten der Pflegenden überzeugen. I.d.R. ist die Qualifikation mit dem Examen nach drei Jahren gegeben.
- Die Anordnung muss schriftlich exakt formuliert sein: Handelsname, Menge, Häufigkeit, Applikationsform, ggf. Besonderheiten.
- Eine Bedarfsmedikation enthält zusätzlich die Angabe der Maximaldosis in 24 Std. sowie die Indikation.

Nicht delegierbar

- Nicht delegierbar ist die intrakardiale, intralumbale, epidurale, intraperitoneale, intraartikuläre und intraarterielle Verabreichung von AM.
- Intravenöse Injektionen dürfen nur an speziell geschultes Personal (z. B. durch Sonderschulungen/Intensiv- und Anästhesiefachweiterbildung) delegiert werden.
- Bluttransfusionen und weitere Therapien mit schwer beherrschbaren Risiken (z. B. die Gabe von Kontrastmitteln) sind nicht delegierbar.

5 Rechtliche Vorschriften

5.3 Haftungsrecht II

Rechtliche Regelungen betreffen außer der Anordnung auch die **Durchführung** im Hinblick auf die **Verabreichung von Arzneimitteln.** In vielen Institutionen wurde zur Qualitätssicherung ein Pflegestandard entwickelt, der die wichtigsten Informationen im Hinblick auf das Bereitstellen und Verabreichen von Arzneimitteln aufzeigt.

Erläutern Sie, welche Aufgaben Pflegende im Rahmen ihrer Durchführungsverantwortung haben und ob eine Anordnung auch abgelehnt werden kann.

5.3 Haftungsrecht II

Durchführungsverantwortung

- Die schriftliche korrekte Anordnung muss vorliegen.
- Die Verabreichung folgt der 5-R-Regel.
- Die Pflegende muss sich ihrer eigenen Kompetenzen der Durchführung bewusst sein:
  - Sie kennt die Wirkung und unerwünschte Wirkung des Medikaments.
  - Sie ist sicher im Zeitpunkt sowie der Art und Weise der Applikation.
  - Sie kennt die relevanten Beobachtungs- und Überwachungskritrien, kann diese einschätzen und adäquat handeln.
- Sie hat das Recht, bei eigener mangelnder Kompetenz oder einer für sie in der Einschätzung zu hohen Gefährlichkeit eine Maßnahme zu verweigern (außer im Notfall). Die Ablehnung der Delegation ist schriftlich zu fixieren.

Arzneimittel verabreichen → 5-R-Regel → K 29
Bedarfsmedikation → K 31

5 Rechtliche Vorschriften

5.4 Arzneimittelgesetz

Das **Arzneimittelgesetz (AMG)** ist ein Gesetz des **besonderen Verwaltungsrechts.** Die **letzte Novellierung** fand im September **2009** statt. Es regelt alle Fragen zur Herstellung und zum Vertrieb von Arzneimitteln für Mensch und Tier. Ziel ist es, eine ordnungsgemäße und sichere Arzneimittelversorgung zu gewährleisten.

Nennen Sie mindestens drei Abschnitte des Gesetzes (Regelungen), die für Sie in der Pflege auch relevant sind.

5.4 Arzneimittelgesetz

- **Begriffsbestimmungen,** z. B.: Wann spricht man von einem Arzneimittel?
- **Anforderungen an die Arzneimittel,** z. B.: Was muss in der Packungsbeilage stehen?
- **Zulassung der Arzneimittel,** z. B.: Wie muss mit einer Rücknahme bzw. Widerruf eines Arzneimittels umgegangen werden?
- **Schutz des Menschen bei der klinischen Prüfung,** z. B.: Gibt es besondere Beobachtungskriterien bei Patienten, die an klinischen Prüfungen teilnehmen?
- **Abgabe von Arzneimitteln,** z. B.: Welche Arzneimittel sind apotheken- bzw. verschreibungspflichtig oder freiverkäuflich und warum?

Ergänzung

Arzneimittelgesetz → www.gesetze-im-internet.de

5 Rechtliche Vorschriften

5.5 Betäubungsmittelgesetz

Den Umgang mit Betäubungsmitteln regelt das **Betäubungsmittelgesetz (BtMG).** Betäubungsmittel (BtM) sind **bewusstseins- und stimmungsverändernde Substanzen,** die zur **Abhängigkeit** führen können.

Erläutern Sie, was unter den folgenden Begriffen zu verstehen ist, und nennen Sie Beispiele.

- nicht verkehrsfähige BtM-Substanzen
- verkehrsfähige, aber nicht verschreibungsfähige Substanzen
- verkehrsfähige und verschreibungsfähige Substanzen

5.5 Betäubungsmittelgesetz

Nicht verkehrsfähige BtM Substanzen

- Handel verboten
- hohes Missbrauchspotenzial, z. B. LSD, Cannabis, Heroin

Verkehrsfähige, aber nicht verschreibungsfähige Substanzen

- Handel erlaubt, Abgabe verboten
- häufig Rohstoffe, die in der Industrie verwendet werden und erst nach „Zubereitung“ verschrieben werden dürfen, z. B. Cocablätter, Codein, Ethylmorphin

Verkehrsfähige und verschreibungsfähige Substanzen

- Abgabe nach BtMVV
- in der Praxis verwendete Stoffe, z. B. Morphin

Ergänzung

Die Überwachung des Umgangs mit BtM regelt die Bundesopiumstelle des Bundesinstituts für Arzneimittel und Medizinprodukte (BfArM) in Bonn.

BtMVV: Betäubungsmittelverschreibungsverordnung, regelt, welche BtM in welcher Menge und für welchen Zeitraum verschrieben werden dürfen. Diese Stoffe sind in der Anlage 3 des BtMG enthalten.

Umgang mit Betäubungsmitteln → K 140; Rezeptformen → K 9

5 Rechtliche Vorschriften

5.6 Verpackung und Begriffsbestimmungen

Die **Verpackung eines Arzneimittels** unterliegt den rechtlichen Vorschriften des **Arzneimittelgesetztes** (§ 10). Neben den allgemeinen Informationen auf der Verpackung finden sich in der Packungsbeilage nähere Angaben. Für Fachpersonal wird die sogenannte **Fachinformation** in schriftlicher Form veröffentlicht oder ist im Internet unter www.fachinfo.de abrufbar.

Nennen Sie sechs Informationen, die auf einer Arzneimittelpackung angegeben sein müssen.

5.6 Verpackung und Begriffsbestimmungen

- Bezeichnung des Arzneimittels, Wirkstoffmenge pro Einzelmedikament und Darreichungsform
- Inhaltsstoff = Wirkstoff und Hilfsmittel
- Stückzahl
- Herstellerunternehmen
- Hinweis: verschreibungs- oder apothekenpflichtig
- Zulassungsnummer
- Ch.-B. = Chargennummer (Produktionseinheit)
- Verfallsdatum

Ergänzung

Zusatzbeschreibungen (optional)

- Mite bzw. Minor: geringere Dosis als das zuerst auf den Markt gekommene AM
- Retard oder Depot: Wirkung des AM ist verzögert bzw. hält länger an
- Forte: stärkere Dosis als das zuerst auf den Markt gekommene AM
- Mono: Einzelsubstanz
- Comp. bzw. Plus: Kombination mehrerer Wirkstoffe
- N1, N2, N3 etc.: Größe der Verpackung

5 Rechtliche Vorschriften

5.7 Arzneimittelerwerb im Ausland/Internet

Die meisten Menschen in Deutschland kaufen ihre **Arzneimittel** in der **Apotheke.** Zusätzlich werden jedoch auch im **Ausland** Arzneimittel erworben, die dort günstiger sind und weniger Beschränkungen unterliegen. Viele Menschen bestellen aber auch Arzneimittel über das **Internet.** Rezeptpflichtige Arzneimittel können allerdings bei einer Versandapotheke auch nur **gegen Rezept** eingelöst werden.

Nennen Sie Beispiele, worauf beim Arzneimittelerwerb aus dem Ausland bzw. aus dem Internet zu achten ist.

5.7 Arzneimittelerwerb im Ausland/Internet

Ausland

- AM sollten nur in offiziellen Apotheken erworben werden.
- Strenge Bestimmungen der Einfuhr von AM: aus Nicht-EU Staaten darf nur die Menge eingeführt werden, die für den persönlichen Gebrauch bestimmt ist.
- Die Einfuhr im Postversand ist nur über Apotheken erlaubt.

Internet

- Keine AM kaufen, die in Deutschland nicht zugelassen sind bzw. als verschreibungspflichtiges Medikament ohne Rezeptabgabe verkauft werden.
- Überprüfung der Zulassung der Internetapotheke anhand des Versandapothekenregisters (VAR) auf der Homepage des DIMDI.
- Ein Apotheker mit Staatsexamen sollte persönliche Fragen beantworten können.
- Überprüfung, ob auch eine Telefonnummer und die Gebührenhöhe angegeben sind.
- Besonders die Angebote überprüfen, die zum Kauf anregen sollen (Mengenrabatt, Probepackungen) und AM ohne Orginalverpackung oder bei „auffälligem" Aussehen, Geruch etc. nicht einnehmen.

Ergänzung

www.pharm-bund.de: enthält Informationen über zugelassene Arzneimittel
www.dimdi.de: Deutsches Institut für medizinische Dokumentation und Information

5 Rechtliche Vorschriften

5.8 Zuzahlungen

Gesetzlich Krankenversicherte müssen für verordnete Arzneimittel aus der Apotheke grundsätzlich einen **Anteil selbst zahlen.** Die Zuzahlungen entlasten nur die Krankenkassen, die verordnenden Ärzte oder die Apotheken enthalten keinen Anteil. Es gibt aber auch Bevölkerungsgruppen, die von der Zuzahlung befreit sind.

Beantworten Sie die nachfolgenden Fragen.

- Wo ist die Zuzahlung geregelt?
- Wie hoch ist der Kostenanteil für ein Medikament?
- Wer ist von einer Zuzahlung für Arzneimittel befreit?

5.8 Zuzahlungen

Regelungswerk: SGB V § 31 Verband- und Arzneimittel (2004)

Zuzahlungsmodalitäten

- Die Zuzahlung von AM beträgt 10 % des Apothekenverkaufspreises, höchstens aber 10,00 € und mindestens 5,00 €.
- Kostet das AM weniger als 5,00 €, zahlt der Kunde den vollen Preis.
- Diese Regelung gilt auch für Mittel und Medizinprodukte, die in die Versorgung mit AM einbezogen sind, z. B. Sondenkost.

Diese Regelung gilt nicht für Harn- und Blutteststreifen.

Befreiung

- Kinder und Jugendliche bis zum vollendeten 18. Lebensjahr
- Überschreiten der Belastungsgrenze von 2 % der jährlichen Bruttoeinnahmen zum Lebensunterhalt
- Für chronisch Kranke, die wegen derselben schwerwiegenden Erkrankung in Dauerbehandlung sind, beträgt die Grenze 1 % der jährlichen Bruttoeinnahmen zum Lebensunterhalt.

5 Rechtliche Vorschriften

5.9 Beipackzettel

Seit 2005 sind die Hersteller von Arzneimitteln aufgefordert, ihre **Beipackzettel** einem **„Lesbarkeitstest“** zu unterziehen. Eine Studie hatte gezeigt, dass viele Menschen die Packungsbeilage nicht verstehen. Das löst viele Unsicherheiten und Ängste aus. Pflegende sind gefordert, auf Fragen einzugehen, um die **Selbstverantwortung und Kompetenz der Patienten zu stärken.**

Erläutern Sie, wie ein Beipackzettel aufgebaut ist und was die folgenden Häufigkeitsangaben statistisch bedeuten.

- sehr selten
- selten
- gelegentlich
- häufig
- sehr häufig

5.9 Beipackzettel

Aufbau und Inhalt eines Beipackzettels (§ 11 AMG)

- Handelsname, Wirkstoff, Stärke, Darreichungsform
- Indikationen = Anwendungsgebiete
- Kontraindikationen = Gegenanzeigen
- Warnhinweise, Wechselwirkungen und Vorsichtsmaßnahmen
- unerwünschte Wirkungen/Nebenwirkungen mit Häufigkeitsangaben (s.u.)
- Dosierungsanleitungen (Art, Menge, Dauer, Zeitpunkt der Anwendung)
- Anwendungsfehler und Überdosierung
- Hinweis zum Verfallsdatum

Häufigkeitsangaben für das Auftreten von unerwünschten Wirkungen

- sehr selten = weniger als 0,01 % = weniger als 1 von 10.000 Behandelten
- selten = weniger als 0,01–10,1 % = mehr als 1 von 10.000 Behandelten
- gelegentlich = 0,1–1 % = mehr als 1 von 1.000 Behandelten
- häufig = bis 10 % = mehr als 1 von 100 Behandelten
- sehr häufig = mehr als 10 % = mehr als 1 von 10 Behandelten

5 Rechtliche Vorschriften

5.10 Homöopathische und pflanzliche Arzneimittel

Pflanzliche Arzneimittel werden auch **Phytotherapeutika** genannt. Irrtümlicherweise werden die Stoffe oft als wirkungslos und nebenwirkungsfrei beschrieben.

Nennen Sie je drei Beispiele für Phytotherapeutika, die
- Beschwerden lindern können,
- bei Überdosierung giftig wirken und
- trotz toxischer Wirkung sinnvoll eingesetzt werden können.

5.10 Homöopathische und pflanzliche Arzneimittel

- **Beschwerden lindern:** Kamillenblüten bei Mundschleimhautentzündungen und Beschwerden des Magen-Darm-Traktes, Leinsamen bei Obstipation
- **unerwünschte Toxizität (Überdosierung):** Atropin aus der Tollkirsche, Herzglycoside/Digitalis
- **gewünschte Toxizität:** Toxine der Eibe sind starke Zellgifte und werden zur Krebstherapie eingesetzt.

Ergänzung

Tees bestehen aus getrockneten Pflanzenteilen. Sie werden meist getrunken, können aber auch zum Gurgeln oder für Umschläge genutzt werden (z. B. antiseptische Wirkung von Kamillentee). Um ihre optimale Wirkung zu erreichen, benötigen Tees unterschiedliche Zubereitungszeiten.
Als Begründer der Homöopathie gilt Samuel Hahnemann. Grundannahme: „Ähnliches soll durch Ähnliches geheilt werden." Die Grundsubstanzen werden einer sog. „Potenzierung" unterzogen. Die Schulmedizin wurde von Hahnemann als Allopathie bezeichnet.
Potenzieren: stufenweises Verdünnungsverfahren nach Vorschrift: D1 = Verdünnen 1:10 C2 = Verdünnung 1:10.000, LM = Verdünnung 1:50.000.

6 Flüssige Arzneimittel

6.1 Lösungen

Als **Lösung** bezeichnet man ein **homogenes Gemisch,** das aus einem oder mehreren gelösten Stoffen und einem **Lösungsmittel** besteht. Das kann z. B. **Wasser, Öl** oder **Alkohol** sein. Lösungen werden sowohl zur **inneren** als auch zur **äußeren Anwendung** genutzt.

Beantworten Sie die nachfolgenden Fragen.

1. Welche inneren und äußeren Anwendungen von Lösungen kennen Sie? Nennen Sie je zwei Beispiele
2. Was gilt es beim Umgang mit insbesondere alkoholhaltigen Lösungen zu beachten?
3. Was bezeichnen die Begriffe isoton, hypoton und hyperton?

6.1 Lösungen

1 **Innere Anwendung:** Saft, Suspensionen, Tropfen, Infusionen/Injektionen
Äußere Anwendung: Emulsionen, Canesten®-Lösung (Clotrimazol)/Antimykotikum

2 **Beachten:**
- Beipackzettel: unterschiedliche Haltbarkeit mit und ohne Anbruch der Lösung
- Haltbarkeitsdatum
- Trockensubstanzen, die erst noch aufgelöst werden müssen, sind nur kurz haltbar und direkt zu verbrauchen
- Aussehen: klar, ohne Ausflockungen

3 **Alkoholzusatz:**
- Vorteil: gute Lösungs- und Konservierungseigenschaften
- Nachteil: Wechselwirkung mit anderen Arzneistoffen
- evtl. Probleme bei leberkranken Personen
- nicht geeignet für Kinder und alkoholkranke Menschen

4 Infusionen z. B. unterscheiden sich in isotone (= gleicher osmotischer Druck wie Plasma, ca. 300 mosmol/l), hypotone (= ↓ osmotischer Druck, ca. 270 mosmol/l) und hypertone (= ↑ osmotischer Druck, ca. 310 mosmol/l) Lösungen.

Dosierungen berechnen und überprüfen → K 28

6 Flüssige Arzneimittel

6.2 Subkutane Injektion

Die **subkutane Injektion** gehört zu den **parenteral** verabreichten Applikationsformen. Der Wirkstoff – eine **wässrige isotone Lösung** – gelangt durch die Injektion direkt in das subkutane Gewebe, wird hier resorbiert und in die Blutbahn gebracht. Der Wirkungseintritt erfolgt langsam, aber kontinuierlich *(Depoteffekt)*.

Erläutern Sie die nachfolgenden Fragen.

1 Nennen Sie drei Arzneimittelbeispiele für eine subkutane Injektion.
2 Nennen Sie drei Applikationsorte.
3 Wie lange dauert bei einer subkutanen Injektion der Wirkungseintritt des AM?
4 Worauf achten Sie bei der Verabreichung und Nachsorge einer subkutanen Injektion?

6.2 Subkutane Injektion

1 **Arzneimittel zur subkutanen Injektion:** Heparin, Insulin, Impfstoffe, Analgetika
2 **Applikationsorte:** Bauch: unterhalb/seitlich des Nabels, Oberschenkel, Oberarm
3 **Wirkungseintritt:** Zeit bis zum Eintritt der Wirkung → ca. 20–30 Min. (abhängig vom Gewebe, der Durchblutung und Zusammensetzung des AM)
4 **Verabreichung und Nachsorge**
   - 5-R-Regel
   - steriles korrektes Aufziehen des AM und direktes Verabreichen
   - keine Aspiration bei Fertigspritzen, Injektionswinkel abh. von der Kanülenlänge, i. A. 45° – bei kachektischen Patienten flacheren Winkel wählen, langsam injizieren
   - unerwünschte Wirkungen und Unverträglichkeitsreaktionen beobachten: z. B. Schmerzen, Hämatome, Verhärtung, Juckreiz, Allergien, Infektionen etc.

Ergänzung

Infusionen (isotone Wasser- bzw. Elektrolytlösungen) können zur Flüssigkeitssubstitution auch subkutan verabreicht werden (häufig in der Geriatrie).
Applikationsformen → K 10

6 Flüssige Arzneimittel

6.3 Intramuskuläre Injektion

Bei der **intramuskulären Injektion** wird der **meist ölige Wirkstoff** in das muskuläre Gewebe gebracht, hier resorbiert und in die Blutbahn eingeschleust. Das bedeutet häufig einen schnelleren Wirkungseintritt, da der Muskel gut durchblutet ist.

Erläutern Sie die nachfolgenden Fragen.

1. Nennen Sie drei Arzneimittelbeispiele für eine muskuläre Injektion.
2. Nennen Sie drei Applikationsorte.
3. Wie lange dauert bei einer muskulären Injektion der Wirkungseintritt des AM?
4. Worauf achten Sie bei der Verabreichung und Nachsorge einer muskulären Injektion?

6.3 Intramuskuläre Injektion

1 **Arzneimittel zur muskulären Injektion:** Impfstoffe, Depot-Psychopharmaka
2 **Applikationsorte**
- Gesäß und Hüftmuskel: M. gluteus medius, M. vestus lateralis
- Oberarm: M. deltoideus

3 **Wirkungseintritt:** Zeit bis zum Eintritt der Wirkung i.d.R. ca. 10–15 Min. (abhängig von Gewebe, Durchblutung, Zusammensetzung des AM)
4 **Verabreichung und Nachsorge**
- 5-R-Regel
- steriles korrektes Aufziehen des AM und direktes Verabreichen
- **Aspiration obligat,** Injektion im 90°-Winkel, langsam injizieren
- unerwünschte Wirkungen und Unverträglichkeitsreaktionen beobachten: z. B. Schmerzen, Hämatome, Nervenverletzungen, Allergien, Infektionen etc.
- insbesondere eine intravenöse Injektion durch Aspiration vermeiden

6 Flüssige Arzneimittel

6.4 Intravenöse Injektionen

Zu den **parenteralen** Applikationsformen zählen auch intravenöse Injektionen und Infusionen. Die **intravenöse Gabe** eines Arzneimittels hat den Vorteil der **schnellen Wirkung,** die innerhalb von Sekunden bis wenigen Minuten eintritt.

Lesen Sie sich das nachfolgende Fallbeispiel durch und erläutern Sie Ihre vorbereitenden Maßnahmen.

Frau M. ist 58 Jahre alt und wird wegen eines Darmtumors morgen operiert. Sie ist sehr aufgeregt und verspürt schon seit Stunden Übelkeit. Nachdem sie mehrmals erbrochen hat, möchte der Stationsarzt der Patientin 10 ml (62 mg) Vomex® i.v. verabreichen. Die Patientin hat keinen venösen Zugang. Sie haben die Aufgabe, die Injektion vorzubereiten.

6.4 Intravenöse Injektionen

- schriftliche Anordnung einholen: 1 × 10 ml (62 mg) Vomex® i.v., Datum/Uhrzeit
- Tablett richten: 10 ml-Spritze, Aufziehkanüle, Injektionskanüle, 10 ml Vomex® (62 mg), Tupfer, Sprühdesinfektionslösung
- 5-R-Regel beachten
- Händedesinfektion, Konus der Brechampulle desinfizieren, einwirken lassen, Konus mit Tupfer umfassen, an der Bruchstelle abbrechen, Ampullenhals entsorgen
- 10 ml-Spritze mit Aufziehkanüle verbinden, Injektionslösung steril aufziehen, Aufziehkanüle verwerfen, Spritzenkanüle aufstecken
- Dokumentation (Handelsname, Wirkstoffmenge, Uhrzeit, Datum) auf der Spritze vermerken (ggf. Etikett), Ampulle auf dem Tablett belassen
- Stauschlauch, Handschuhe, Hautdesinfektionslösung, Tupfer, Pflaster bereitstellen
  - jeweils gültigen hausinternen Standard beachten
  - AM unmittelbar nach dem Aufziehen verabreichen
  - Glas, Nadeln und verletzungsgefährdende spitze Materialen direkt in spezielle Kanister entsorgen
  - Beobachtung auf Wirksamkeit des AM und Unverträglichkeitssymptome

Haftungsrecht I/II → K 33 und 34

6 Flüssige Arzneimittel

6.5 Infusionslösungen

Als **Infusionstherapie** bezeichnet man die **kontinuierliche parenterale Gabe** von Infusionen, die über **Schwerkraft** oder eine **Infusionspumpe** laufen. Die Zugänge sind meist peripher oder zentralvenös (Ausnahme subkutane Infusion).

Nennen Sie ein Beispiel und die Einsatzmöglichkeit folgender Infusionslösungen.

	Beispiele	Einsatz
Elektrolytlösungen		
Plasmaexpander		
Energielieferanten		

Tab. 6.1a Auswahl von Infusionslösungen

6.5 Infusionslösungen

	Beispiele	Einsatz
Elektrolytlösungen	Natrium-, Kalium-, Magnesium-, Calcium-, Chloridlösungen	Flüssigkeitszufuhr, Elektrolytausgleich, Trägerlösung für Medikamente
Plasmaexpander	Gelatine, Stärke/Hydroxyethylstärke (HAES)	Prophylaxe und Therapie bei Volumenmangel
Energielieferanten	Kohlenhydrat- und Fettlösungen	Deckung des Bedarfs an Kalorien (Kohlenhydrate) und Fetten

Tab. 6.1b Auswahl von Infusionslösungen

Ergänzung

Elektrolytlösungen werden je nach Zusammensetzung in Eindrittel-, Halb-, Zweidrittel- oder Vollelektrolytlösungen unterschieden (abhängig von der Natriumkonzentration).

TPE: totale parenterale Ernährung; enthält außer den Fetten und Kohlenhydraten auch Aminosäuren (Eiweiße)

6 Flüssige Arzneimittel

6.6 Verabreichen von Infusionen

Infusionstherapien werden ausschließlich **vom Arzt verordnet.** In der **Dokumentation** sollten der Handelsname, die Menge, die evtl. Zusätze, der Zeitraum der Verabreichung sowie die Infusionsgeschwindigkeit angegeben sein. Die **Durchführung** (Vorbereitung und Anhängen der Infusion) kann an dreijährig examinierte Pflegende **delegiert** werden.

Nennen Sie sechs Kriterien, die im Umgang mit Infusionen und Zusatzmedikamenten zu beachten sind.

6.6 Verabreichen von Infusionen

- **Lagerung** beachten: ggf. lichtgeschützt (Aminosäuren)
- **5-R-Regel**
- **Vorbereitung:** zeitnah, auf unbeschädigte Lösung und Kompatibilität bei Zusätzen achten, Überdruck vermeiden (ggf. Volumenmenge entnehmen, Spikes einsetzen)
- **Überwachung:** Durchfluss, Geschwindigkeit, Punktionsstelle, Pumpensteuerung
- **Patienten engmaschig beobachten** und auf unerwünschte Wirkungen achten
- **Dokumentation:** Klebeetikett (Name des Patienten, Uhrzeit und Datum der Herstellung, Zusätze in mg-Angaben), ggf. Bilanzierung
- Energielieferanten nicht parallel mit Blutkonserven über den gleichen Zugang geben *(Pseudoagglutination)*
- Infusionslösungen mit mehr als 800 mosmol/l (z. B. hochkonzentrierte Kohlenhydrate) über zentralen Venenkatheter infundieren → sonst starke Venenreizung
- Aminosäuren parallel mit Kohlenhydraten verabreichen, sonst werden sie eher zur Energiegewinnung genutzt
- Vitamine vor starker direkter Sonneneinstrahlung schützen (Wirkstoffverlust)

Ergänzung

- Trägerlösungen für Medikamente sind z. B. Glucose 5 %, NaCl 0,9 %
- Bei längerfristiger Gabe werden regelmäßige Blutbildkontrollen durchgeführt.

6 Flüssige Arzneimittel

6.7 Tropfen

Hochkonzentrierte Wirkstoffe können alternativ zu einer Tablettenform auch **oral in Tropfenform** verabreicht werden. **Lösungsmittel** sind je nach Lösungsverhalten der Wirkstoffe **Wasser, Alkohol** oder **Öle.**

Lesen Sie sich das nachfolgende Fallbeispiel durch und beurteilen Sie das Vorgehen der Pflegenden.

Frau K. ist 22 Jahre alt und wurde wegen eines Kreuzbandrisses operiert. Sie äußert derzeit starke Schmerzen und kann bei Bedarf 500 mg Novalgin® als Tropfen bekommen. Die zuständige Pflegende holt eine angebrochene Flasche aus dem Kühlschrank (ohne Anbruchdatum) und zieht mit einer sterilen Spritze 1 ml Novalgin® ab, gibt es in einen Medikamentenbecher, füllt die Lösung mit 5 ml stillem Mineralwasser auf und bringt dies der Patientin.

6.7 Tropfen

- bei Bedarf 500 mg Novalgin® als Tropfen:
  - schriftliche Bedarfsmedikation kontrollieren
  - ml-Zahl berechnen: 1 ml = 20 Tropfen = 500 mg (Beipackzettel kontrollieren)
- angebrochene Flasche im Kühlschrank :
  - Anbruchdatum muss auf der Flasche vermerkt sein, sonst verwerfen
  - angebrochene Novalgin®-Tropfen müssen nicht im Kühlschrank aufbewahrt werden, Raumtemperatur genügt, Haltbarkeit nach Anbruch: 6 Monate, 5-R-Regel beachten
- mit einer sterilen Spritze 1 ml Novalgin® abziehen → unnötiger Materialverbrauch: Flasche senkrecht halten, einen Moment warten und 20 Tropfen abzählen
- Patientenverabreichung: korrekte direkte Gabe des Schmerzmittels

Ergänzung

- Tropfen erst unmittelbar vor dem Verabreichen richten
- Tropfenflaschen stets fest verschließen, da sonst das Lösungsmittel verdunsten kann und die Konzentration steigt → Gefahr der Überdosierung
- Augen-, Ohren- und Nasentropfen mit einer **Pipette** oder **Montur** verabreichen

EDO: Einzel-Dosis-Ophtiolen sind Augentropfen ohne Konservierungsmittel.

6 Flüssige Arzneimittel

6.8 Otologika und Ophthalmika

Otologika sind **Medikamente, die gegen Ohrenerkrankungen** eingesetzt werden. Hauptsächlich werden Ohrentropfen verabreicht. **Ophthalmika** werden bei **Erkrankungen des Auges** eingesetzt, z. B. Konjunktivitis *(Bindehautentzündung)* und Glaukom *(grüner Star)*. Die Verabreichung kann über Tropfen oder eine Salbe erfolgen.

Nennen Sie Arzneimittelgruppen, die für diese beiden Applikationsorte häufig verwendet werden, und erläutern Sie, was bei der Verabreichung von Augentropfen sowie Augensalben zu beachten ist.

6.8 Otologika und Ophthalmika

Arzneimittelgruppen: Antibiotika, Antiallergika, Lokalanästhetika, Corticoide, Diagnostika

Prinzipien bei der Verabreichung von Augentropfen/-salben:

- AM verbleibt beim Patienten (Beschriften: Anbruchsdatum, Patientenname), kann i.d.R. bei Raumtemperatur einige Wochen nach Anbruch gelagert werden (s. Beipackzettel)
- Verabreichung: zuerst Händedesinfektion, Patient schaut nach oben, Unterlid nach unten ziehen, Augentropfen bzw. 1 cm Salbenstrang verabreichen
- Tropfen-/Salbenkappe darf nicht mit dem Auge in Berührung kommen → Verletzungs- und Kontaminationsgefahr
- Augensalbe möglichst abends verabreichen (zu erwartende Sichtbehinderung)
- Kontaktlinsen sind vor jeder Anwendung zu entfernen

Ergänzung

otal: das Ohr betreffend, Verabreichung in den Gehörgang

konjunktival: Verabreichung auf die Bindehaut des Auges

Augenbäder oder Ohrenspülungen sind sterile wässrige Lösungen zum Spülen der Augen oder Ohren, z. B. bei Entzündungen oder Entgiftung (Säureverletzungen).

Ohrentropfen oder -spüllösungen sollten nicht kalt verabreicht werden (sehr schmerzhaft).

6 Flüssige Arzneimittel

6.9 Nasalia

Nasalia sind Arzneimittel, die **in die Nase appliziert** werden. Dazu gehören **Nasensprays, -tropfen, -salben und -spülungen**. Bei Schnupfen werden oft abschwellende Nasensprays eingesetzt, die bei Dauergebrauch zur Abhängigkeit führen können.

Lesen Sie sich das nachfolgende Fallbeispiel durch und erläutern Sie Ihre Aufgaben im Rahmen der Information, Beratung und Anleitung.

Frau S. ist 52 Jahre alt und wird wegen einer Meningitis im Krankenhaus behandelt. Am Abend der Aufnahme bittet Sie die Patientin um abschwellende Nasentropfen, da bei ihr ständig die Nase zu sei und sie sonst nicht durchschlafen könne. Außerdem komme sie schon seit Jahren gut damit zurecht.

6.9 Nasalia

- Ursache der „geschwollenen Nasenwege" erfragen (Allergie, Infektionen, Polypen, schiefe Nasenscheidewand, Medikamente etc.) und ggf. behandeln lassen
- Teufelskreis: abschwellende AM trocknen auf Dauer die Nasenschleimhäute aus → Gegenreaktion: gereizte Nasenschleimhaut schwillt an, um Durchblutung zu steigern
- Gefahr: trockene Nase mit Borkenbildung, Verlust des Riechvermögens, zäher Schleim, bleibende Schädigung der Nasenschleimhaut (Ozaena, „Stinknase")
- AM nur im akuten Stadium anwenden
- Alternative: Kochsalzlösungen, Meersalz, Spülungen: Nasendusche, Dampfbäder
- Salben mit ätherischen Ölen nur auf die Nasenumgebung tupfen (wirken kühlend) → für Säuglinge und Kleinkinder nicht geeignet
- **Entwöhnung:** Mittel langsam herunter dosieren (Häufigkeit, Menge), Kinder- und Säuglingsspray verwenden, nur noch ein Nasenloch besprühen und das andere ausheilen lassen, Nasenspülungen, Hals-, Nasen-, Ohrenarzt aufsuchen

Ergänzung

- Nasalia: speziell für einen Patienten, nach Anbruch mit Namen und Anbruchsdatum
- Mittlerweile können auch Analgetika, Hormone u.a. AM nasal verabreicht werden.

Privinismus: Arzneimittel-Rhinitis, jahrelanger Missbrauch von Nasensprays

6 Flüssige Arzneimittel

6.10 Sirup und Suspensionen

Sirup – häufig **Saft** genannt – ist eine **flüssige Zubereitung** mit einem hohen Zuckeranteil. Je höher der Zuckergehalt, desto niedriger ist allerdings die Gefahr der Kontamination. **Suspensionen** sind **Aufschwemmungen,** meist **Wasser mit unlöslichen festen Stoffen.** Sie sind innerlich und äußerlich anzuwenden.

Ergänzen Sie die Textpassage mit den unten stehenden Begriffen.

Aufgrund des __________ werden Säfte häufig bei Kindern und Säuglingen verwendet. Sirup enthält oft viel ______________ (Diabetes mellitus beachten). Suspensionen müssen vor Gebrauch ________________, da sie sich nach kurzer Zeit am Boden absetzen. Beide Flüssigkeiten sind bei Anbruch ________ haltbar und evtl. __________ zu lagern. Insbesondere ist auf __________, die Farbe und ___________ zu achten. Zum Abmessen gibt es spezielle Messbecher und -löffel. Alkoholhaltige Hilfsstoffe sind nicht für Kinder und Alkoholkranke geeignet.

die Konsistenz, im Kühlschrank, Zucker- bzw. Süßstoffanteile, begrenzt, den Geruch, geschüttelt werden (Schüttelmixtur), guten Geschmacks

6.10 Sirup und Suspensionen

Aufgrund des guten Geschmacks werden Säfte häufig bei Kindern und Säuglingen verwendet. Sirup enthält oft viel Zucker- bzw. Süßstoffanteile (Diabetes mellitus beachten). Suspensionen müssen vor Gebrauch geschüttelt werden (Schüttelmixtur), da sie sich nach kurzer Zeit am Boden absetzen. Beide Flüssigkeiten sind bei Anbruch begrenzt haltbar und evtl. im Kühlschrank zu lagern. Insbesondere ist auf den Geruch, die Farbe und die Konsistenz zu achten. Zum Abmessen gibt es spezielle Messbecher und -löffel. Alkoholhaltige Hilfsstoffe sind nicht für Kinder und Alkoholkranke geeignet.

Beispiele

- Suspension: Ampho-Moronal® (Antimykotikum), Maalox® (Antazidum)
- Sirup: Cotrim® (Antibiotikum), Bifiteral® (Lactulose-Laxans), Mucosolvan® (Expektorans) – für Diabetiker geeignet

Kindgerechte Darreichungsform → K 71

6 Flüssige Arzneimittel

6.11 Emulsionen

Als **Emulsion** wird eine **Mischung aus einer Fett- und einer Wassermenge** bezeichnet, die zunächst nicht löslich ist. Notwendig ist die Zugabe eines Emulgators. **Emulgatoren sind Lösungsvermittler,** d.h. Hilfsstoffe, die dazu dienen, zwei nicht miteinander vermischbare Flüssigkeiten zu einer sog. Emulsion zu vermengen und zu stabilisieren.

Lesen Sie sich das nachfolgende Fallbeispiel durch und begründen Sie die Auswahl ihrer Pflegemaßnahmen.

Frau Z. ist 79 Jahre alt und bekam wegen einer Oberschenkelhalsfraktur eine Totalendoprothese. Bei der Unterstützung der Patientin im Rahmen der Körperpflege bemerken Sie über die feuchtigkeitsarme Altershaut hinweg sehr trockene Hautpartien an den Beinen. Frau Z. äußert, sich selten einzucremen und wenn die Haut manchmal jucke, würde Sie die Beine mit Franzbranntwein einreiben.

6.11 Emulsionen

- Information und Beratung der Patientin über den Zusammenhang von Alter, wenig Flüssigkeitsaufnahme, trockener Haut und Juckreiz
- Hinweis, dass alkoholhaltige Lösungen die Beine noch zusätzlich durch die Verdunstungskälte austrocknen und Franzbranntwein hier nicht geeignet ist
- Vorschlag, eine Wasser-in-Öl Emulsion (30 % Wasser, 70 % Öl) anzuwenden, die die Haut mit Feuchtigkeit und Fett versorgt und damit auch den Juckreiz lindert

Ergänzung

Öl-in-Wasser Emulsion: 30 % Öl und 70 % Wasser, Indikation: normale und/oder feuchtigkeitsarme Haut

Emulsionen müssen vor jedem Gebrauch geschüttelt werden.

6 Flüssige Arzneimittel

6.12 Tinkturen

Als **Tinkturen** werden **pflanzliche Wirkstoffe in einer alkoholischen Lösung** bezeichnet. Sie können innerlich und äußerlich angewendet werden und beinhalten häufig eine hohe Alkoholkonzentration.

Nennen Sie vier Anwendungsbereiche (Beispiele) für Tinkturen und worauf bei der Verabreichung geachtet werden muss.

6.12 Tinkturen

Anwendungsbereiche

- Volon A Tinktur N®: zur äußerlichen Anwendung bei Entzündungen
- Echtrosept GT®: zum Gurgeln bei Mundschleimhautveränderungen und -entzündungen (verschiedene Pflanzenextrakte)
- Kamillentinktur: Umschläge, Waschungen, Spülungen, z. B. bei Haut- und Schleimhauterkrankungen
- Opiumtinktur: Analgetikum, Opioid

Zu beachten

- aufgrund der hohen Alkoholkonzentration für Kinder und alkoholkranke Menschen nicht geeignet
- bei äußerer Anwendung trocknen diese Arzneimittel die Haut sehr aus → ggf. mit einer W/Ö-Emulsion nachfetten
- Mit Kenntnis der Pflanzenheilkunde können sehr viele Tinkturen auch selbst hergestellt werden.

Ergänzung

Analgetikum: Schmerzmittel

Schwache und starke Opioide → K 139

6 Flüssige Arzneimittel

6.13 Klysmen

Klysmen *(Klistiere)* sind **Lösungen,** die zur **Verabreichung in den Enddarm** genutzt werden. Sie können als Mikroklysmen mit wenigen Millilitern oder Makroklysmen mit ca. 100 ml eingesetzt werden. Indikation ist die Anregung zur Darmentleerung bei **Obstipation, vor Untersuchungen oder bei entzündlichen Darmerkrankungen.**

Erläutern Sie den Wirkmechanismus des Arzneimittels Natriumhydrogenphosphat zum Abführen und beschreiben Sie, welche Informationen für den Patienten notwendig sind.

6.13 Klysmen

Wirkmechanismus

Natriumhydrogenphosphat gehört zu der Wirkstoffgruppe der Abführmittel/Osmolaxanzien. Der Wirkstoff vergrößert durch seine wasserbindende Wirkung das Volumen des Darminhaltes. Dadurch verstärkt sich die Darmperistaltik, die Darmentleerung erfolgt innerhalb weniger Minuten.

Informationen

- Der Patient legt sich auf die linke Seite.
- Das Einführen des Darmrohres kann etwas unangenehm sein, ist aber nicht schmerzhaft (ggf. Anus mit Vaseline einfetten/einfetten lassen).
- Die Flüssigkeit wird solange wie möglich eingehalten.
- Ein Toilettenstuhl oder die Toilette befindet sich in der Nähe.
- Die Darmentleerung kann mehrmalig erfolgen.
- Bei Besonderheiten informiert der Patient die Pflegenden (Schmerzen, Schwindel, Stuhlauflagen etc.).

Ergänzung

Für Kinder gibt es Mikroklistiere mit nur ca. 5 ml Lösung.

Obstipation → K 112

7 Halbfeste Arzneimittel

7.1 Suppositorien

Halbfeste Arzneiformen sind **Mischungen aus festen und flüssigen Arzneistoffen.** Dazu gehören auch **Suppositorien** *(Zäpfchen)*, die als Arzneimittel in den **Enddarm** oder in die **Vagina** (Vaginalzäpfchen) eingebracht werden. Zäpfchen schmelzen bei Körpertemperatur und setzen so den Wirkstoff frei.

Nennen Sie Beispiele für den Einsatz von Zäpfchen (Indikation) und entsprechende Verabreichungshinweise.

7.1 Suppositorien

Indikation

- Schmerzen: Paracetamol®
- krampflösend: Buscopan®
- Übelkeit und Erbrechen: Vomex®
- Vaginaltrockenheit/Juckreiz: Vagiflor®

Verabreichungshinweise

- können gut bei Säuglingen eingesetzt werden
- hilfreich für Menschen, die oral keine Medikamente zu sich nehmen können, z. B. bei Übelkeit, Erbrechen oder Schluckbeschwerden
- Einführen im Liegen
- kühle, trockene Lagerung

Verabreichung bei Säuglingen → Kindgerechte Darreichungsform → K 71

7 Halbfeste Arzneimittel

7.2 Streichfähige Zubereitungen

Zu den streichfähigen Zubereitungen zählen **Salben, Pasten, Cremes und Gels.** Sie sind zur **äußeren Anwendung** gedacht. Im Umgang gelten auch hier **Hygieneregeln,** wie z. B. das Ablegen von Verschlusskappen mit der Öffnung nach oben oder das Entnehmen der Zubereitungen ohne Berührung (eher mit einem Spatel).

Erläutern Sie,

- was unter diesen Arzneiformen zu verstehen ist (Beschreibung),
- welche Indikation für diese Zubereitung besteht und
- welches Medikament Sie für diese Indikation kennen (Beispiel).

7.2 Streichfähige Zubereitungen

Salbe

- streichfähige Zubereitung, hoher Fettanteil (W/Ö-Gemisch)
- Indikation: sehr trockene (Schleim-)Haut, z. B. bei Rhagaden an den Lippen: Panthenol® Salbe

Paste

- feste Konsistenz, Salbe mit ↑ Anteil pulverförmiger, unlöslicher Stoffe
- Indikation: Hautirritationen (Windeldermatitis oder nässende Hauterkrankungen) bzw. Schutz der gesunden Haut: Zinkoxid® Paste

Creme

- weiche Konsistenz, hoher Wasseranteil (Ö/W-Gemisch)
- Indikation: bei Pilzbefall: Canesten® Creme, Hautschutz: Panthenol® Creme

Gel

- wässrige Konsistenz, Gelbildner und Gelierflüssigkeit (Wasser)
- Indikation: überwärmte, geschwollene, entzündete Haut (z. B. Thrombophlebitis), kühlt durch den Verdunstungseffekt: Heparin® Gel

Ergänzung

Pasten hinterlassen oft schwer lösbare Reste, die ggf. mit Öl zu entfernen sind. Gele mit Alkohol können die Haut stark austrocknen. Hier ist ein Nachfetten sinnvoll.

7 Halbfeste Arzneimittel

7.3 Sonderform Pflaster

Wirkstoffhaltige Pflaster werden auch als **transdermales therapeutisches System (TTS)** bezeichnet. Sie enthalten eine **Klebeschicht** und werden auf die **Epidermis** geklebt. Die Pflaster besitzen in der Mitte ein Wirkstoffreservoir und geben den Wirkstoff über eine Membran ab. Die Haut nimmt den Wirkstoff auf, und er wird über die Blutbahn weitertransportiert.

Erläutern Sie die Handhabung eines TTS-Pflasters am Beispiel des Fentanyl-Schmerzpflasters.

7.3 Sonderform Pflaster

- Durogesic® (Fentanyl), Opioid = sehr starkes Schmerzmittel der WHO Stufe 3
- Wirkdauer 3 Tage (72 Std.)
- Aufbau des Spiegels über 1,5 Tage bis zum *steady state*, weiterhin zusätzliche Analgesie

Anwendungshinweise

- Haare an betreffender Stelle abschneiden (nicht rasieren)
- auf trockene, fettfreie Hautstelle kleben, 30 Sekunden andrücken, bei starker Beanspruchung ggf. zusätzlich fixieren
- **Pflaster nicht zerschneiden** (Ausnahmen im Beipackzettel)
- nicht ins Bestrahlungsfeld oder auf narbige, nässende, entzündete Haut kleben
- Hitzequellen können die Diffusion beschleunigen (Heizkissen, Wärmelampen, Sonnenbäder, Vollbäder und Sauna vermeiden)
- Hautstelle jedes Mal wechseln, Pflasterwechsel nach 3 Tagen
- Dosisanpassung und Schmerzspitzenmedikament bereithalten

Ergänzung

steady state: Erreichen eines konstanten Plasmaspiegels nach einigen Gaben des Wirkstoffes
Weitere Beispiele: Hormonpflaster, Nikotinpflaster

8 Feste Arzneimittel

8.1 Pulver und Granulate

Pulver sind **Gemische aus festen Partikeln,** die lose vermengt oder fest miteinander verpresst sind. In grobkörniger Form sind sie als **Granulate** bekannt. **Puder** dagegen ist ein sehr feines Pulver, welches äußerlich angewendet wird.

Ergänzen Sie die Textpassage mit den untenstehenden Begriffen.
Pulver und Granulate werden meist in ______ gelöst getrunken. Bei __________ können diese auch mit ______, Joghurt o.ä. eingenommen oder über die ______ zugeführt werden. Durch Luftfeuchtigkeit verklumpt ______ sehr schnell und muss daher immer trocken gelagert werden. ________ können auch in ____________ Steckkapseln gefüllt werden. Eine Sonderform sind ________ (Mikrogranulate in Kügelchenform), die direkt im Magen zerfallen oder als ______________ überzogene Pellets ihren Wirkstoff erst im Dünndarm freigeben. Wird der Wirkstoff verzögert freigesetzt, spricht man von __________ Arzneiformen.

Pellets, Granulate, Hartgelatine-, Sonde, Wasser, Pulver, magensaftresistent, Schluckstörungen, retardierten, Suppen

8.1 Pulver und Granulate

Pulver und Granulate werden meist in Wasser gelöst getrunken. Bei Schluckstörungen können diese auch mit Suppen, Joghurt o.ä. eingenommen oder über die Sonde zugeführt werden. Durch Luftfeuchtigkeit verklumpt Pulver sehr schnell und muss daher immer trocken gelagert werden. Granulate können auch in Hartgelatine-Steckkapseln gefüllt werden. Eine Sonderform sind Pellets (Mikrogranulate in Kügelchenform), die direkt im Magen zerfallen oder als magensaftresistent überzogene Pellets ihren Wirkstoff erst im Dünndarm freigeben. Wird der Wirkstoff verzögert freigesetzt, spricht man von retardierten Arzneiformen.

Ergänzung

Bei einem Zerkauen der Pellets kann es z. B. bei retardierten Morphinen zu einer Überdosierung kommen.

Beispiele für Pellets:

- Movicol® Beutel zur Anregung der Darmtätigkeit
- Morphin-Pellets® zur Schmerztherapie (Retard-Granulat)
- Omep® Mikrogranulat in Kapseln zur Therapie eines Magen- bzw. Duodenalulkus

8 Feste Arzneimittel

8.2 Tabletten

Tabletten sind die am häufigsten verwendete Arzneimittelform. Sie werden durch **starkes Pressen von Pulver und Granulaten** mit den entsprechenden Hilfsstoffen hergestellt. Sie sind **einzeldosiert** und weisen eine **lange Haltbarkeit** auf. Die Herstellung ist preiswert.

Nennen Sie vier Möglichkeiten, wie Tabletten aufgenommen werden können, und erläutern Sie wichtige Prinzipien im Umgang mit dieser Arzneiform.

8.2 Tabletten

Tablettenaufnahme

- Lutschtabletten/Pastillen: lässt man im Mund zergehen
- Kautabletten: müssen zerbissen werden
- Brausetabletten: werden in Wasser aufgelöst und getrunken
- Sublingualtabletten: werden unter die Zunge gelegt
- Bukkaltabletten: werden in die Wangentasche gelegt
- Besonderheit: Vaginaltabletten – werden vaginal eingeführt

Prinzipien im Umgang mit Tabletten

- Die Teilung von Tabletten darf nur erfolgen, wenn der Hersteller dies erlaubt (Hilfsmittel: Tablettenzerkleinerer). Nicht jede Kerbe auf der Tablette ist auch gleich eine Bruchrille.
- Dies gilt auch für das Mörsern bei Schluckstörungen bzw. Gabe durch die Ernährungssonde.
- Mehrschichttabletten, Tabletten mit einem magensaftresistenten Überzug oder Retardformen nicht zerkleinern oder mörsern!
- Tabletteneinnahme: erhobener Oberkörper, ausreichend Flüssigkeit: mind. 150–200 ml Wasser – bei anderen Flüssigkeiten Gefahr der Wechselwirkungen
- Feste Arzneiformen generell trocken, lichtgeschützt und nicht über 25 °C lagern.

Ergänzung

Filmtabletten: Tabletten, die von einer dünnen Schicht überzogen sind → K 60

8 Feste Arzneimittel

8.3 Dragees und Filmtabletten

Dragees bestehen aus einem **Wirkstoffkern** und einem **Zuckerüberzug,** der den Kern vollständig umgibt. **Filmtabletten** – früher auch Lacktabletten genannt – sind mit einem **sehr dünnen Film überzogen,** der den Wirkstoff vor der Magensäure schützt.

Nennen Sie vier Gründe, warum die Arzneiwirkstoffe von einem Überzug oder Film umgeben sind und welche Bedeutung das für Ihre pflegerische Praxis hat.

8.3 Dragees und Filmtabletten

Der Überzug bzw. Film

- ist sehr glatt und er erleichtert das Schlucken,
- schützt den Wirkstoff vor äußeren Einflüssen,
- überdeckt einen unangenehmen Geschmack,
- sorgt dafür, dass sich der Wirkstoff nur an bestimmten Orten des Körpers, z. B. im Dünndarm, langsam auflöst und so verzögert freigesetzt wird (retardiert).

Konsequenz

Die meisten Dragees und Filmtabletten dürfen nicht geteilt oder gemörsert werden. Filmtabletten würden ihre Wirkung verlieren, bei retardierten Formen kann es zu einer Überdosierung kommen. Nähere Informationen sind dem Beipackzettel zu entnehmen.

Das Schlucken bereitet einigen Patienten Schwierigkeiten. Hilfreich ist dabei Folgendes:

- aufrecht sitzen/stehen, Kopf nicht in den Nacken legen
- oft bleiben Tabletten/Kapseln im Rachenbereich „kleben“ → Mund vorher anfeuchten
- ausreichende Trinkmenge bereitstellen, wenige große Schlucke einnehmen, ggf. Umstellung auf andere Arzneiformen

8 Feste Arzneimittel

8.4 Kapseln

Kapseln enthalten ihren Wirkstoff meist in einer **Gelatineumhüllung,** welche den empfindlichen Wirkstoff zusammenhält und schützt. Man unterscheidet zwischen **Gelatine-Steckkapseln** und **Weichgelatinekapseln.** Einige Kapseln dürfen geöffnet werden.

Erläutern Sie den Unterschied zwischen Gelatine-Steckkapseln und Weichgelatinekapseln.

Beschreiben Sie Ihr Vorgehen, wenn ein Patient in einer hypertonen Krise eine Kapsel Nitrolingual® benötigt, aber nicht beißen kann.

8.4 Kapseln

Gelatine-Steckkapsel

- besteht aus zwei Hohlformen, die ineinander gesteckt werden
- verschiedene Größen
- dienen fast ausschließlich der Aufnahme von festen Zubereitungen (Pulver, Granulate, Pellets)
- können je nach Fachinformation geöffnet und das Pulver aufgelöst über die Sonde oder die Pellets vermischt mit Joghurt verabreicht werden (nicht mörsern!)

Weichgelatinekapsel

- besitzen eine dickere, weichere und elastischere Hülle als Steckkapseln
- enthalten meist flüssige bzw. halbfeste Zubereitungen
- gibt es auch als Rektal- und Vaginalkapseln

Nitrolingual®-Zerbeißkapseln dürfen nicht geschluckt, sondern müssen zerbissen werden. Andernfalls wird die Kapsel mit einer dünnen Kanüle angestochen und der Inhalt unter der Zunge des Patienten herausgedrückt (sublinguale Applikationsform).

Ergänzung

Die genaue Auflistung, welche AM geteilt, gemörsert oder gekaut werden dürfen, sind jeweils in der Fachinformation/Beipackzettel enthalten.

9 Gasförmige Arzneimittel

9.1 Dosieraerosole

Das **Dosieraerosol** ist eine Darreichungsform für ein Arzneimittel, welches zur Inhalation bestimmt ist. **Aerosole** bestehen aus festen oder flüssigen Teilchen, die in einem Gas fein verteilt sind und in die Atemwege gelangen. Sie werden zur lokalen Behandlung bei einer **chronisch obstruktiven Lungenerkrankung (COPD)** oder einem **Asthma bronchiale** eingesetzt.

Erläutern Sie

- die Handhabung mit einem Dosieraerosol,
- das Wirkprinzip und
- nennen Sie eine Arzneimittelgruppe.

9.1 Dosieraerosole

Handhabung

- Spray schütteln, Schutzkappe entfernen, ausatmen, Atem anhalten, Mundstück fest umschließen, langsam und tief einatmen und gleichzeitig durch Druck auf das Dosieraerosol einen Hub auslösen, Atem kurz anhalten und über die Nase ausatmen, ggf. anschließend den Mund spülen
- Spacer (Zusatzteil – wird auf das Mundstück aufgesetzt) erhöht den Anteil der Aufnahme des Arzneistoffes

Wirkprinzip

Die treibgashaltigen Aerosole sind in kleinen Sprühdosen enthalten und werden durch Aktivierung des Ventils portioniert freigesetzt. Der Wirkstoff wird zusammen mit dem Aerosol durch einen Zerstäuber ausgepresst, eingeatmet und verteilt.

Arzneimittelgruppe

- Glucocorticoide
- β-Sympathikomimetika

Ergänzung

- die Teilchengröße ist bestimmend für den Wirkort und die Schnelligkeit des Wirkeintrittes; z. B. bei Treibgasaerosolen = < 5 µm, Wirkort: Bronchiolen/Alveolen
- nach einer Inhalation mit Kortison den Mund ausspülen

9 Gasförmige Arzneimittel

9.2 Pulverinhalatoren

Pulverinhalatoren sind kleine mobile Inhalatoren, die ohne Treibgas mittels **Unterdruck** funktionieren. Die Geräte werden mit mehreren Einzeldosen befüllt, die fein gemahlenen Arzneistoff in Form von Kapseln oder Blisterfolien enthält.

Erläutern Sie, welche Informationen ein Patient zum Umgang mit einem Pulverinhalator benötigt.

9.2 Pulverinhalatoren

- Das AM muss korrekt in den Inhalator eingesetzt werden.
- Der Patient löst bei der Anwendung einen Mechanismus aus, um eine Kapselhülle oder Blisterfolie durchzustechen und die Dosis freizusetzen.
- Dann wird durch das Mundstück sehr kräftig eingeatmet. Durch den Unterdruck wird der Wirkstoff sofort freigesetzt.
- Die eingesetzten Pulver in Kapseln oder Mehrdosenbehältern müssen absolut trocken gelagert werden, der Patient darf auch nicht in das Gerät atmen.
- Bei Inhalationen mit Glucocorticoiden sollte der Mund im Anschluss an die Anwendung ausgespült werden, um das Risiko von Infektionen zu verringern.
- Patienten, die die Kraft für diese Verabreichungsform nicht aufbringen, erhalten ihre AM eher über Verneblersysteme.

Ergänzung

Pulverinhalatoren/Druckaerosole = 3–10 µm, Wirkort: Trachea/Bronchien
Teilchengröße → Dosieraerosole → K 62

9 Gasförmige Arzneimittel

9.3 Verneblersysteme

Medikamente, die zur Inhalation verwendet werden, können meist auch über Vernebler verabreicht werden. **Verneblersysteme** sind größere Apparate, die als **elektrische Düsenvernebler oder Ultraschallvernebler** funktionieren.
Säuglinge und Kleinkinder profitieren besonders von Inhalationen, die zur besseren Aufnahme über eine Maske verabreicht werden.

Lesen Sie sich das nachfolgende Fallbeispiel durch und erläutern Sie, welche Informationen Sie den Eltern geben.
Die 2-jährige Marie wurde wegen einer chronischen Bronchitis in das Krankenhaus aufgenommen. Der Arzt verordnet 3 × tgl. Inhalationen mit 2 Tropfen Sultanol® in 3 ml NaCl 0,9 %. Die Eltern möchten die Verneblung selbstständig durchführen.

9.3 Verneblersysteme

- Durch Ultraschallvernebler werden die Flüssigkeiten in Schwingungen versetzt, sodass ein sehr feiner Nebel entsteht, der eingeatmet wird.
- Der Nebel dient dem Anfeuchten der Atemluft und kann mit Nacl 0,9 % oder medikamentösen Zusätzen befüllt werden.
- Sultanol® (Salbutamol): AM zur Erweiterung der Bronchien (β_2-Sympathikomimetikum)
- Der Wirkstoff wird in NaCl 0,9 % aufgelöst (s. Fachinformation). Die Vorbereitung und Befüllung des Geräts erfolgt durch die examinierte Pflegende.
- Das Kind kann auf den Arm genommen werden, der Vernebler wird eingeschaltet und bei Einsetzen des Nebels wird eine Maske kurz vor das Gesicht des Säuglings gehalten (1–2 cm). Das Kind sollte ruhig und gleichmäßig atmen.
- Anschließend sollte das Kind etwas trinken, das Gesicht wird abgewaschen, um evtl. Ablagerungen zu beseitigen (bei älteren Kindern: Zähne putzen, Mund ausspülen).

Ergänzung

Ultraschallaerosole = 1–6 µm, Wirkort: Alveolen
Teilchengröße → Dosieraerosole → K 62

9 Gasförmige Arzneimittel

9.4 Sauerstoff

Zu den gasförmigen Arzneimitteln gehören auch die reinen Gase, wie z. B. **Narkosegase** und **Sauerstoff.** Sauerstoff ist farblos, geruchlos und wird auf Anordnung des Arztes über zentrale Anlagen (Wandanschlüsse) oder Sauerstoffflaschen zugeführt.

Nennen Sie vier Regeln im Umgang mit Sauerstoffflaschen und benennen Sie die Formel, anhand derer Sie den Sauerstoffvorrat einer Flasche errechnen können.

9.4 Sauerstoff

Umgang mit Sauerstoffflaschen

- absolutes Feuer- und Rauchverbot, keine direkte Sonneneinstrahlung oder Heizungswärme
- kein Einfetten oder -ölen der Ventile (Vorsicht bei eingefetteten Händen)
- kein Rollen, Durchschütteln, gewaltsames Öffnen der Flaschen
- Sicherung bzw. Halterung für Flaschen verwenden
- Transport nur mit geschlossener Flasche und Schutzkappe
- Flaschen regelmäßig auf Funktion überprüfen

Berechnungsformel für den Vorrat einer Sauerstoffflasche = mögliche Dauer der Verabreichung

- Manometerstand × Rauminhalt der Sauerstoffflasche (z. B.: 60 bar × 10)
- dividiert durch die zu verabreichende Literanzahl (z. B.: 3 l)
- ergibt die Dauer der Verabreichung des Sauerstoffvorrates in Minuten (= 200 Min.)

Ergänzung

Sauerstoff bei der Verabreichung immer anfeuchten, z. B. mit sterilem Aqua dest.

10 Anwendungen über die Ernährungssonde

10.1 Enterale Ernährung

Die **enterale Ernährung** ist im Vergleich zur **parenteralen Ernährung** komplikationsärmer und physiologischer. Die **Zusammensetzung der Sondenkost** ist abhängig von der Verdauungsleistung der Patienten. Sie unterteilt sich generell in **hochmolekulare und niedermolekulare Kost.**

Ordnen Sie die unten aufgeführten Begriffe den hoch- und niedermolekularen Sondenkostarten zu.

hochmolekular	niedermolekular

Tab. 10.1a Sondenkostarten

nährstoffdefiniert, verminderte Verdauungsleistung, chemisch definiert, normale Verdauungsleistung, Schluckstörungen, Standardnahrung, Osmolarität < 450 mosmol/l, Osmolarität < 600 mosmol/l, enthält meist Ballaststoffe, ist für die Zufuhr in den Dünndarm geeignet, enthält keine Ballaststoffe

10.1 Enterale Ernährung

hochmolekular	niedermolekular
• nährstoffdefiniert • normale Verdauungsleistung • Schluckstörungen • Osmolarität < 450 mosmol/l • enthält meist Ballaststoffe • Standardnahrung	• chemisch definiert • verminderte Verdauungsleistung • Schluckstörungen • enthält keine Ballaststoffe • Osmolarität < 600 mosmol/l • ist für die Zufuhr in den Dünndarm geeignet

Tab. 10.1b Sondenkostarten

Ergänzung

Bei einer medizinischen Indikation sind bestimmte Sondennahrungsarten verordnungsfähig (Richtlinien des Bundesausschusses der Ärzte und Krankenkassen). Medizinische Indikationen: z. B. Tumorerkrankungen, Morbus Crohn oder Enzymdefekte

Kartenthema Daumenregister Kapitelüberschrift Kartennummer

143 ?

Frageseite der Lernkarten (! auf der Rückseite = Antwortseite)

24 Pflegesituation Schmerzen

24.7 Überdosierung

Unerwünschte Wirkungen der Opiate treten insbesondere auf, wenn das Medikament überdosiert wurde.

Lesen Sie sich das Fallbeispiel durch und beantworten Sie die nachfolgenden Fragen.

Herr K. ist 76 Jahre alt und bekommt aufgrund starker Schmerzzustände (Prostatacarcinom mit Knochenmetastasen) von seinem Hausarzt Fentanyl-Pflaster verschrieben. Die Informationen des Hausarztes hat er nicht so richtig verstanden, und da die Wirkung nicht sofort eintritt, klebt er noch zwei Pflaster nach. Als Sie einen Tag später im Rahmen des ambulanten Pflegediensts den Patienten besuchen, finden Sie Herrn K. liegend und bewusstseinseingetrübt auf dem Sofa vor. Der Puls ist bradykard und die Atmung flach.

- Welche Erstmaßnahmen ergreifen Sie?
- Welche Leitsymptome sind noch erkennbar?
- Welches Antidot wird hier eingesetzt?

Kartenzahl pro Kapitel

Abkürzungsverzeichnis

AM	= Arzneimittel
Abh.	= abhängig
BtM	= Betäubungsmittel
bzw.	= beziehungsweise
ca.	= circa (ungefähr)
cm	= Zentimeter
etc.	= et cetera
ev.	= eventuell
d.	= *lat.* dies – Tag
d.h.	= das heißt
ggf.	= gegebenenfalls
HWZ	= Halbwertszeit
h	= *engl.* hour – Stunde
i.A.	= im Allgemeinen
i.d.R.	= in der Regel
KG	= Körpergewicht
Kg	= Kilogramm
mg	= Milligramm
Min.	= Minute/n
ml	= Milliliter
NW	= Nebenwirkung
n. AV.	= nach Arztverordnung
s.a.	= siehe auch
tgl.	= täglich
Sek.	= Sekunde/n
u.a.	= unter anderem/und andere
UW	= Unerwünschte Wirkung
v.a.	= vor allem
vgl.	= vergleiche
WW	= Wechselwirkung
z. B.	= zum Beispiel
Z.n.	= Zustand nach
ZNS	= zentrale Nervensystem
→	= siehe auch
↑	= erhöht
↓	= erniedrigt
→	= über, mehr als
←	= unter, weniger als

Inhaltsverzeichnis

10 Anwendungen über die Ernährungssonde

10.2 Sondengängige Arzneimittel

Bei insuffizienter Schluckfunktion können Arzneimittel auch enteral über die Sonde verabreicht werden. Dabei sind jedoch ein paar Grundlagen zu bedenken.

Erläutern und begründen Sie die Besonderheit in der Verabreichung folgender Medikamente.

- Antazida
- Depot-/Retardmedikamente
- magensaftresistente Medikamente
- Kapseln mit Pellets
- Hartgelatinekapseln
- Weichgelatinekapseln
- Brausetabletten/Granulate

10.2 Sondengängige Arzneimittel

- **Antazida:** können aufgrund ihrer Zusammensetzung die Sondennahrung verklumpen
- **Depot-/Retardmedikamente:** nicht zerkleinern oder mörsern → Verlust der verzögerten Wirkung, Gefahr der Überdosierung
- **magensaftresistente Medikamente:** nicht zerkleinern oder mörsern und gastral verabreichen → säureempfindliche Wirkstoffe werden zerstört
- **Kapseln mit Pellets:** Kapseln halten die Pellets zusammen, dürfen meist geöffnet und verabreicht, aber nicht gemörsert werden, gut spülen → können sich an der Sondenwand festlegen
- **Hartgelatinekapseln:** können meist geöffnet und in Wasser suspendiert verabreicht werden
- **Weichgelatinekapseln:** können mithilfe einer Spritze angestochen, aufgezogen und verabreicht werden (Vorsicht: ggf. Wirkstoffverlust)
- **Brausetabletten/Granulate:** mit mind. 50–100 ml verdünnen, sonst zu stark konzentriert → Gefahr von Schleimhautschäden

Ergänzung

Bitte beachten Sie bei allen Punkten auch die Herstellernachweise/Beipackzettel!

10 Anwendungen über die Ernährungssonde

10.3 Verabreichung über die Ernährungssonde

Die Verabreichung von Arzneimitteln über die Ernährungssonde erfordert ein differenziertes **Wissen über die Zusammensetzung und Kompatibilität** einzelner Medikamente. Aber auch zur Verabreichung gibt es **grundlegende Prinzipien.**

Nennen Sie sechs Prinzipien, die Sie beim Umgang und der Verabreichung von Arzneimitteln über die Ernährungssonde beachten sollten.

10.3 Verabreichung über die Ernährungssonde

- Arztanordnung, 5-R-Regel, Kompatibilität beachten (s. a. Herstellernachweis)
- kein AM darf mit der Nährlösung vermischt werden (veränderte Bioverfügbarkeit, Okklusionsgefahr der Sonde, Wechselwirkungen etc.)
- wenn möglich auf flüssige Arzneiformen (Tropfen, Säfte, Suspensionen) umstellen
- Sondenlumen beachten → je kleiner, desto eher die Gefahr der Okklusion (‹ 9 CH)
- AM erst unmittelbar vor der Gabe jeweils **einzeln** zerkleinern, mörsern, in ca. 15 ml stillem Mineralwasser auflösen und langsam verabreichen; ein AM nach dem anderen, dazwischen mit mindestens 5 ml spülen
- dickflüssige, stark konzentrierte Flüssigkeiten mit hoher Osmolalität vorher verdünnen, insbesondere bei direkter Dünndarmapplikation
- flüssige Arzneiformen mit hohem Sorbitgehalt können zur Diarrhoe führen
- bei zytotoxischen oder reizenden Medikamenten Handschuhe/Mundschutz tragen
- vor und nach jeder Medikamentengabe mit ca. 20 ml stillem Mineralwasser spülen

Ergänzung

Okklusion: Verstopfung (der Sonde)
Osmolalität: Menge der gelösten Teilchen pro kg Lösungsmittel (osmol/kg)

11 Arzneimittel bei Säuglingen und Kleinkindern

11.1 Alterspezifische Besonderheiten

Der Körper von **Kinder**n unterliegt je nach Alter **sehr speziellen Veränderungen,** die sich auf die Pharmakokinetik eines Arzneimittels auswirken. Deshalb werden die Dosierungen der meisten Medikamente nach dem **Körpergewicht und Alter** berechnet.

Erläutern Sie anhand von drei Beispielen den Unterschied eines Kindes im Gegensatz zum Erwachsenen im Hinblick auf die Pharmakokinetik.

11.1 Alterspezifische Besonderheiten

- Neugeborene: die Wassermenge pro kg Körpergewicht ist ca. 15 % höher: Dosierungen beachten, da veränderte Verteilung
- Früh- und Neugeborene: Es sind noch nicht alle Enzyme, die zur Verstoffwechselung eines AM notwendig sind, vorhanden. Dadurch kommt es zur verzögerten Medikamentenausscheidung und der Gefahr der Kumulation *(Wirkstoffanhäufung)*.
- Säuglinge: In den ersten Lebensmonaten ist die Ausscheidung über die Nieren noch nicht vollständig ausgereift.
- Säuglinge und Kinder bis 3 Jahre: Der ph-Wert im Magen ist höher als bei Erwachsenen, die Passage von Nahrungsmitteln ist verlangsamt. Dies wirkt sich auf die Aufnahmefähigkeit des AM aus.
- Kinder zwischen dem 1.–8. Lebensjahr zeigen eine erhöhte Verstoffwechselung, u.a. durch das größere Verhältnis vom Lebergewicht zum Körpergewicht. Sie scheiden AM schneller aus.

Pharmakokinetik → Kapitel 2

11 Arzneimittel bei Säuglingen und Kleinkindern

11.2 Arzneimittel für Kinder

Bei **Säuglingen** und **Kindern** muss **genau ermittelt** werden, welche **Dosis** passt und welche **unerwünschten Wirkungen** auftreten. Die Arzneimittelwirkung und -verträglichkeit kann nicht von Erwachsenen auf Kinder übertragen werden.

Suchen Sie aus der unten aufgeführten Liste Arzneimittel heraus, die in einer Hausapotheke für einen Säugling und ein Kleinkind sinnvoll sind.

Nasentropfen, Antibiotika, Hustensaft, Panthenol-Salbe, Kohlekompretten, Paracetamol-Fieberzäpfchen, Acetylsalicylsäure-Schmerztabletten, Schlafmittel, Zinksalbe, Ibuprofen-Schmerzzäpfchen, Eukalyptus- bzw. Mentholsalbe, Fenchel-Anis-Kümmel-Tee

11.2 Arzneimittel für Kinder

- Nasentropfen
- Hustensaft
- Paracetamol- oder Ibuprofen-Fieberzäpfchen
- Zinksalbe
- Ibuprofen-Schmerzzäpfchen
- Fenchel-Anis-Kümmel-Tee
- evtl. Panthenol-Salbe

Ergänzung

Acetylsalicylsäure (Aspirin®) kann bei Kindern zu schweren Hirn- und Leberschäden führen (Reye-Syndrom).
Minzöl, Eukalyptus und Kampfer können zu einem Stimmritzenkrampf und einem Atmstillstand führen.
Für Paracetamol (Benuron®) gibt es seit 2008 neue (herabgesetzte) Dosierungshinweise, da die Gefahr der Lebertoxizität besteht.
Off-label-use: bezeichnet die Verabreichung von Arzneimitteln, die keine Zulassung für die Indikation bzw. Altersgruppe haben, aber notgedrungen gegeben werden müssen.

11 Arzneimittel bei Säuglingen und Kleinkindern

11.3 Kindgerechte Darreichungsform

Viele **Kinder verweigern die Gabe von Arzneimitteln** über den Mund, aufgrund von **schlechtem Geschmack, Angst, Uneinsichtigkeit oder negativen Erfahrungen.** Hier ist ein sehr einfühlsamer Umgang bei der Verabreichung besonders wichtig.

Nennen Sie sechs Beispiele für kindgerechte Zubereitungen und Verabreichungen.

11.3 Kindgerechte Darreichungsform

- Arzneimittelformen: Tropfen, Saft, Pulver, Granulat, Zäpfchen → den flüssigen Arzneistoffen sind Geschmacksstoffe zugesetzt
- Pulver, die mit Flüssigkeiten angerührt werden, sind vor der Verabreichung gut aufzuschütteln und nach Anbruch mit Datum im Kühlschrank zu lagern.
- Einige AM lassen sich mit Muttermilch, Tee oder Saft vermischen.
- Tropfen können über eine Spritze aufgezogen und direkt (ohne Nadel!) langsam in den Mund geträufelt werden. Medikamentensauger aus der Apotheke haben einen ähnlichen Mechanismus.
- Nach der Medikamenteneinahme kann dem Kind ein Löffel Brei, Quark oder ein Getränk gegeben werden, um den Geschmack herunterzuspülen.
- Bei Tabletten, Kapseln oder Dragees ist die Aufnahme zu kontrollieren, damit das AM nicht im Mund belassen wird.
- Suppositorien evtl. in der Hand anwärmen bzw. mit kaltem Wasser anfeuchten (gleitfähiger) und vorsichtig verabreichen, Gesäßhälften noch 1–2 Minuten zusammenhalten
- Kind nach gelungener Aufnahme loben

Dosierungen immer sehr genau einhalten und nicht eigenmächtig verändern!

Faktenwissen schnell und effektiv erlernt – für Unterricht, Praxis und Prüfung!

Für Auszubildende der Gesundheits- und Krankenpflege, Altenpflege und Kinderkrankenpflege sind Informationen über Aufbau und Wirkung von Arzneimitteln unerlässlich. Sie erlernen Umgang und Verabreichung und können so Patienten und ihre Bezugspersonen fachgerecht betreuen.
Mit den Lernkarten haben Sie ein einfaches, gut strukturiertes Hilfsmittel zur Prüfungsvorbereitung und Überprüfung Ihres Wissens an der Hand. Hier finden Sie die wichtigsten Fakten der Arzneimittellehre auf den Punkt gebracht: grundlegende Begriffe, die wichtigsten pharmakologischen Therapien bei den häufigsten Erkrankungen und viele hilfreiche Tipps zum Umgang und zur Verabreichung von Arzneimitteln. Abwechslungsreiche Fragen und Fallbeispiele, Tabellen und Lückentexte, Ergänzungen und Internetadressen machen das Lernen und die Wissensvertiefung leicht.

Viel Spaß beim Lernen und viel Erfolg in der Prüfung!

Beate Naumer und Mathias Naumer

BUCH PORTAL SERVICE www.pflegeheute.de

Bitte beachten Sie, dass das Produkt nicht mehr zurückgegeben werden kann, sobald die PIN-Nummer freigelegt ist.
Weitere Informationen finden Sie im Hilfe-bereich unter www.pflegeheute.de/service

Mit dem Zugang zum PflegeHeute-Portal können Sie

- auf unterschiedliche Themenbereiche zugreifen
- mit exklusiven Zusatzinhalten arbeiten
- auf viele weitere multimediale Angebote zugreifen

Ihr Zugang zu unserem PflegeHeute-Online-Angebot auf www.pflegeheute.de:

1. Wenn Sie oben die Beschichtung freirubbeln, finden Sie darunter Ihre **individuelle PIN-Nummer.**
2. Gehen Sie im Internet auf www.pflegeheute.de oder www.elsevier.de. Dort können Sie sich für das PflegeHeute-Angebot registrieren.
3. Schalten Sie anschließend mit der PIN-Nummer das PflegeHeute-Angebot frei. (Sie müssen zuerst registriert sein).
4. Der Zugang zu den Online-Inhalten zu diesem Produkt wird ab Eingabe der zugehörigen PIN-Nummer nach Maßgabe der Nutzungsbedingungen gewährt.
5. Die PIN-Nummer muss vor Erscheinen der Neuauflage dieses Produktes eingegeben werden, sonst verfällt sie.

mit dem **Plus** im Web

Mit Zugangscode

Ihre persönliche

PIN-Nummer

LDHVBYK-BC-VVBV-B

Wichtiger Hinweis:

Zugang zu allen Online-Inhalten und -Materialien erhält der Käufer ausschließlich für den eigenen Gebrauch. Nutzung durch Bibliotheken, Institute und Lehreinrichtungen sind nicht erlaubt. Informationen zu Produkten für Bibliotheken, Institute und Lehreinrichtungen erhalten Sie unter pflegeheute@elsevier.com. Der Zugang darf nicht gemeinsam genutzt, verkauft oder anderweitig weitergegeben werden.

Der Austausch von Passwörtern ist nicht gestattet. Bei Missbrauch wird der Zugang sofort und ohne weiteres gesperrt.

Alle Informationen und Nutzungsbedingungen können bei der Registrierung eingesehen werden. Um Zugang zum PflegeHeute-Online-Angebot zu erhalten, müssen Sie den Nutzungsbedingungen zustimmen. Das Angebot ist freibleibend.

20110405

PflegeHeute.de

Wissen pflegen – Pflegewissen

Zuschriften und Kritik an:
Elsevier GmbH, Urban & Fischer Verlag, Lektorat Pflege, Hackerbrücke 6, 80335 München.
E-Mail: pflege@elsevier.de

Wichtiger Hinweis für den Benutzer
Die Erkenntnisse in der Pflege und Medizin unterliegen laufendem Wandel durch Forschung und klinische Erfahrungen. Die Autoren dieses Werkes haben große Sorgfalt darauf verwendet, dass die in diesem Werk gemachten therapeutischen Angaben (insbesondere hinsichtlich Indikation, Dosierung und unerwünschten Wirkungen) dem derzeitigen Wissensstand entsprechen. Das entbindet den Nutzer dieses Werkes aber nicht von der Verpflichtung, anhand weiterer schriftlicher Informationsquellen zu überprüfen, ob die dort gemachten Angaben von denen in diesem Buch abweichen, und seine Verordnung in eigener Verantwortung zu treffen.

Bibliografische Information der Deutschen Nationalbibliothek
Die Deutsche Nationalbibliothek verzeichnet diese Publikation in der Deutschen Nationalbibliografie; detaillierte bibliografische Daten sind im Internet über http://dnb.d-nb.de abrufbar.

1. Auflage 2011

Der Urban & Fischer Verlag ist ein Imprint der Elsevier GmbH.

11 12 13 14 15 5 4 3 2 1

Um den Textfluss nicht zu stören, wurde bei Patienten und Berufsbezeichnungen die grammatikalisch maskuline Form gewählt. Selbstverständlich sind in diesen Fällen immer Frauen und Männer gemeint.

Planung: Hilke Nüssler, München
Projektmanagement: Anke Drescher, München
Redaktion: Susan Sedlick, München
Herstellung: Erika Baier
Satz: abavo GmbH, Buchloe/Deutschland; TnQ, Chennai/Indien
Druck und Verarbeitung: Print Consult GmbH, München
Umschlaggestaltung: SpieszDesign, Büro für Gestaltung, Neu-Ulm
Titelbild: © Friedberg – Fotolia.com

ISBN 978-3-437-28690-2

Aktuelle Informationen finden Sie im Internet unter **www.elsevier.de** und **www.elsevier.com**

ELSEVIER
URBAN & FISCHER

Beate Naumer   Mathias Naumer

Lernkarten
Arzneimittellehre

Für Pflege- und Gesundheitsfachberufe

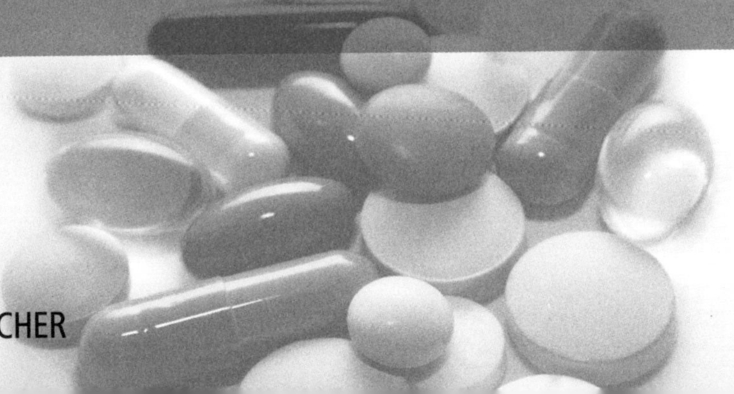

URBAN & FISCHER

19.1 Diabetes mellitus

Unterschiede

- Typ I-Diabetes: absoluter Insulinmangel aufgrund autoimmuner Zerstörung der Inselzellen des Pankreas, Manifestation häufig in der Kindheit/im Jugendalter
- Typ II-Diabetes: relativer Insulinmangel aufgrund unzureichender Insulinproduktion bei längerfristig erhöhter Blutzuckerkonzentration oder Insulinresistenz

Therapie

- Typ I-Diabetes: Insulinsubstitution und diabetesgerechte Ernährung
- Typ II-Diabetes: zuerst diätetische Maßnahmen, Bewegung, wenn erfolglos → orale Antidiabetika (z. B. Metformin, Glucophage®), erst dann Gabe von Insulin

Insulin

- ↑ Abbau von Glucose zur Energiegewinnung, ↑ Glycogenbildung in der Leber
- verbessert die Aufnahme von Glucose in die Zelle von insulinsensiblem Gewebe
- hemmt die Umwandlung von Eiweiß zur Glucose
- stimuliert die Umwandlung von Fett aus Glucose

Ergänzung

Gegenspieler des Insulins → Glucagon (blutzuckersteigernd)
HbA1c: Anteil des glycosilierten Hämoglobins am Gesamthämoglobin. Je höher der Blutzuckerspiegel über einen gewissen Zeitraum, desto höher der HbA1c-Wert.

19 Pflegesituation Stoffwechselerkrankungen

19.1 Diabetes mellitus

Diabetes mellitus gehört zusammen mit der Hypertonie und den Fettstoffwechselstörungen zu den **Hauptrisikofaktoren** für eine **koronare Herzerkrankung.** Unterschieden werden zwei Diabetes mellitus-Typen.

Erläutern Sie

- den Unterschied zwischen dem Typ I-Diabetes und dem Typ II-Diabetes,
- die therapeutische Vorgehensweise und
- nennen Sie drei Wirkungen von Insulin.

12 Arzneimittel in der Schwangerschaft und Stillzeit

12.1 Plazentaspezifische Besonderheiten

Während der Schwangerschaft kommt es zu vielen **Veränderungen im mütterlichen Körper:** das Plasmavolumen und das Fettgewebe nehmen zu, die Plazenta und der Fetus bieten neue Verteilungsräume, hinzu kommen Abbauprozesse in der kindlichen Leber. Die unreflektierte Einnahme von Medikamenten kann **gravierende Folgen** haben.

Nennen Sie vier Folgen bei unsachgemäßer Einnahme von Arzneimitteln in der Schwangerschaft und vier Wirkstoffe/Wirkstoffgruppen, die gefährdende Inhaltsstoffe besitzen.

12.1 Plazentaspezifische Besonderheiten

- letale (tödliche) Effekte auf das Ungeborene; Früh- und Totgeburt
- teratogene (missbildende) Folgen: *Embryopathien/Fetopathien*
- Beeinträchtigung des Gasaustausches zwischen Mutter und Ungeborenem
- Beeinträchtigung des Nahrungsaustausches

Wirkstoffe/Wirkstoffgruppen – Beispiele

- Sulfonamide (Antibiotikum)
- Cumarin-Derivate (Antikoagulantium)
- ACE-Hemmer (Antihypertonikum)
- Spironolacton (Diuretikum)
- Androgene, Gestagene (Hormone)
- Prostaglandine, Opiate, Zytostatika

Ergänzung

Plazenta: Lipidmembran, deren Durchgängigkeit von der Molekülgröße und Lipophilie des Wirkstoffes abhängt, sehr große Moleküle können die Plazenta nicht passieren
Lipophilie: (griech. = fettliebend) der Stoff löst sich gut in Fetten und Ölen
Embryo- bzw. Fetopathie: Schädigung der Frucht bis zur 12. bzw. nach der 12. Woche
Teratogenität → Arzneimittelforschung → K 5

12 Arzneimittel in der Schwangerschaft und Stillzeit

12.2 Anwendungen in der Schwangerschaft

Schwangerschaftsspezifische Erkrankungen erfordern den kalkulierten Einsatz von Arzneimitteln (Analyse-Nutzen-Risiko), um das Leben des Ungeborenen und der Mutter nicht zu gefährden. Insgesamt werden die **Indikationen sehr streng gestellt.**

Nennen Sie die Stoffgruppen bzw. Handelsnamen der Arzneimittel für folgende Indikationen.

- **Präeklampsie**
- **Gestose/Hypertonie**
- **drohender Abort**
- **Geburtserleichterung**
- **Geburtseinleitung**
- **Laktationshemmung**

12.2 Anwendungen in der Schwangerschaft

- **Präeklampsie**: Magnesiumsalze – Mg-5-Sulfat®
- **Gestose/Hypertonie**: Antihypertensivum (Alpha-methyldopa) – Presinol®
- **drohender Abort**: β_2-Sympathikomimetika – Partusisten®
- **Geburtserleichterung**: Lokalanästhetika – Carbosthesin®
- **Geburtseinleitung**: Prostaglandin E2 – Minprostin E2®
- **Laktationshemmung**: Prolaktinhemmer – Pravidel®

Ergänzung

Bei vielen neuen Arzneistoffen liegen noch keine Therapieerfahrungen in der Schwangerschaft und Stillzeit vor. Risikoabschätzung: Plazentagängigkeit, Indikation, Dosierung, Verabreichungszeitpunkt, statistisches Risiko, Arzneimittelauswahl, Verabreichungsart

Es sind jeweils die Information aus dem Beipackzettel zu beachten.

Eine Rhesusunverträglichkeit kann mit einem Anti-Rh0 (D)-Immunglobulinpräparat verhindert werden (Partobulin®).

Plazentaspezifische Besonderheiten → K 72

12 Arzneimittel in der Schwangerschaft und Stillzeit

12.3 Anwendungen in der Stillzeit

Arzneimittel, die während der Stillzeit gegeben werden, können **über die Muttermilch auf den Säugling** einwirken. **Begünstigende Faktoren** der Wirkstoffe sind u.a. eine hohe Fettlöslichkeit sowie niedrige Molekulargröße und Eiweißbindung.

Lesen Sie sich das Fallbeispiel durch und erläutern Sie

- die Arzneimittel und deren Wirkung zum Abstillen und
- die Beobachtungskriterien auf unerwünschte Wirkungen der AM.

Frau L. ist 34 Jahre alt und hat vor einigen Monaten einen gesunden Säugling entbunden. Dem Kind geht es gut, aber Frau L. hat sich eine schwere Infektionskrankheit zugezogen, die das Abstillen unumgänglich macht. Sie bekommt jetzt Medikamente, die zu einer Stillblockade führen sollen.

12.3 Anwendungen in der Stillzeit

Da die Milchsekretion schon stattgefunden hat, handelt es sich um ein sekundäres Abstillen. Dazu werden Prolaktininhibitoren verabreicht, die das Hypophysenvorderlappenhormon Prolaktin hemmen und damit die Förderung der Milchbildung herabsetzen. Eingesetzt werden synthetische *Dopaminagonisten,* wie z. B. Dostinex® (Cabergolin).

Unerwünschte Wirkungen

- Übelkeit, Erbrechen
- Schläfrigkeit, Schwindel, Hypotonie
- Magenschmerzen
- Bewegungsstörungen

Ergänzung

Dopaminagonisten werden auch bei einer Parkinsonerkrankung eingesetzt.
Ein Abstillen sollte möglichst vermieden werden (strenge Indikationsstellung für ein AM).
Beispiele für Arzneimittelkontraindikationen in der Stillzeit sind: Cumarin-Derivate (Antikoagulantium), Ergotamin (Migränemittel), Doxepin (Aponal®, Antidepressiva), PVP Jod (Betaisadona®, Desinfektionsmittel), Metronidazol (Clont®, Antiinfektivum), Metamizol (Novalgin®, Analgetikum)

13 Arzneimittel bei älteren Menschen

13.1 Altersspezifische Besonderheiten

Die Arzneimitteltherapie älterer Menschen verlangt eine besondere Aufmerksamkeit. Die **altersspezifischen physiologischen Veränderungen** beeinflussen die pharmakodynamischen und -kinetischen Eigenschaften der Medikamente. Dadurch wird auch der Umgang mit den Arzneimitteln erschwert.

Füllen Sie die rechte Spalte der Tabelle mit den pharmakokinetischen Veränderungen im Alter aus.

Leber- und Nierenfunktion	
Anteil von Körperfett	
Anteil von Körperwasser	
Plasmaeiweißsynthese	
Magen-Darm-Motilität	

Tab. 13.1a Pharmakokinetische Auswirkungen im Alter

13.1 Altersspezifische Besonderheiten

Leber- und Nierenfunktion	↓ = Elimination ist verringert, verlängerte Halbwertszeit, Kumulation
Anteil von Körperfett	↑ = stärkere Anreicherung von lipophilen *(fettliebenden)* AM, Wirkungsdauer verlängert
Anteil von Körperwasser	↓ = kleineres Verteilungsvolumen für hydrophile *(wasserliebende)* Arzneistoffe, Plasmakonzentration steigt
Plasmaeiweißsynthese	↓ = verringerte Plasmaeiweißbindung, dadurch steigt der wirksame Anteil einiger AM
Magen-Darm-Motilität	↓ = verminderte Resorption, z. B. von Eisen

Tab. 13.1b Pharmakokinetische Auswirkungen im Alter

Pharmakokinetik → Kapitel 2

13 Arzneimittel bei älteren Menschen

13.2 Altersgerechte Verabreichung

Ältere Menschen bekommen häufig eine für sie unübersichtliche Anzahl von Arzneimitteln. Um die **Compliance** dieser Patientengruppe zu **stärken,** ist es notwendig, auch bei der Verabreichung einige Punkte zu bedenken.

Erläutern Sie anhand von vier Beispielen, durch welche Hilfestellungen älteren Menschen das Einnehmen von Arzneimitteln erleichtert werden kann.

13.2 Altersgerechte Verabreichung

- so wenig AM wie möglich → möglichst in retardierter Form
- Tages- oder Wochendispenser vorbereiten
- ggf. schriftlich Informationen in lesbarer großer Schrift: Medikament, Indikation, Dosierung, Einnahmezeitpunkt
- generell informieren und bei Bedarf beraten und anleiten, Hilfsmittel zum Öffnen von Tuben und Sicherheitsverschlüssen vorstellen
- Angehörige mit einbinden
- Schluckschwierigkeiten: eher flüssige oder kleine Tablettenformen auswählen, ggf. mörsern/auflösen
- motorische Schwierigkeiten: Unterstützung beim Öffnen der Verpackung anbieten
- visuelle Probleme: die AM zum verordneten Zeitpunkt austeilen
- kognitive Störungen: die Medikamenteneinnahme unterstützen/beobachten

Ergänzung

Compliance: (*engl.* einwilligen/sich fügen) bezeichnet die Kooperation zwischen Therapeuten und Patienten, z. B. durch die eigenverantwortliche Einnahme von Medikamenten.

13 Arzneimittel bei älteren Menschen

13.3 Unerwünschte Arzneimittelwirkungen im Alter

Aufgrund der **physiologischen Veränderungen** kann die Gabe einiger Arzneimittel **unerwünschte Auswirkungen** haben. Pflegende haben die Aufgabe, die Arzneimittelverträglichkeit zu beobachten und Veränderungen zu erkennen.

Nennen Sie Symptome, die bei älteren Menschen aufgrund der Einnahme der folgenden Arzneimittel auftreten können.

- **Opioide, Morphin**
- **Diuretika**
- **trizyklische Antidepressiva (Saroten®)**
- **Antihypertonika**
- **H_1-Antihistaminika (Atosil®, Neurocil®)**

13.3 Unerwünschte Arzneimittelwirkungen im Alter

Beispiele für unerwünschte Wirkungen von Arzneimitteln im Alter

- **Opioide, Morphin**: Verwirrtheit, Obstipation
- **Diuretika**: Synkopen, Exsikkose, Obstipation
- **trizyklische Antidepressiva (Saroten®)**: Verwirrtheit, Obstipation, Tachykardien, Blasenentleerungsstörungen, Mundtrockenheit, Schluck- und Sprachstörungen
- **Antihypertonika**: Synkopen, Blutdruck- und Pulsschwankungen
- **H_1-Antihistaminika (Atosil®, Neurocil®)**: Verwirrtheit, Obstipation, Tachykardien, Blasenentleerungsstörungen, Mundtrockenheit, Schluck- und Sprachstörungen

Weiterhin

- Sturzgefahr nimmt zu
- Es kann zu paradoxen Wirkungen kommen: Beruhigungs- und Schlafmittel bewirken eher Unruhe und Einschlafprobleme, Kaffee kann schlaffördernd wirken.

Ergänzung

Priscus-Liste: Auflistung potenziell „gefährlicher“ AM für ältere Menschen → www.priscus.net
Insbesondere ist aufgrund der veränderten Pharmakokinetik eine genaue Dosisanpassung nötig. → Altersspezifische Besonderheiten → K 75

14 Pflegesituation Herz-, Kreislauf- und Gefäßerkrankungen

14.1 Herzwirksame Arzneimittel

Kardiovaskuläre Erkrankungen haben ihre Ursache im Gefäßsystem und/oder im Herzen. Sie sind die **häufigste Todesursache** in Deutschland. Vor allem ältere Menschen sind von Erkrankungen des Herz-Kreislaufsystems betroffen und müssen herzwirksame Arzneimittel einnehmen.

Erläutern Sie die Wirkung der nachfolgenden Arzneistoffgruppen, die auf das Herz-Kreislaufsystem wirken.

- **Herzglycoside**
- **ACE-Hemmer**
- **β-Blocker**
- **Nitrate**
- **Calciumantagonisten**

14.1 Herzwirksame Arzneimittel

Herzglycoside: ↑ Kontraktionskraft des Herzens; ↓ Schlagfrequenz; erschweren Erregungsleitung; ↓ Reizschwelle

Vasodilatatoren: ACE-Hemmer/AT-II-Antagonisten

- Vor- und Nachlast senkend durch Gefäßerweiterung
- hemmen das **A**ngiotensin **C**onverting **E**nzym; Folge: peripherer Gefäßwiderstand ↓, geringfügig nimmt die Salz- und Wasserausscheidung zu, Blutdruck ↓

β-Blocker

- blockieren die Katecholaminrezeptoren im Herzmuskel, Wirkung an den β_1-Rezeptoren des Herzens: ↓ Schlagfrequenz, ↑ Schlagkraft *(= kardioselektive β-Blocker)*
- Wirkung an den β_2-Rezeptoren des Bronchialsystems: Verengung der Bronchien

Nitrate

- erweitern die glatte Muskulatur von Venen und Arterien
- Vorlastsenkung durch Verringerung des venösen Rückstroms; Nachlastsenkung durch Reduktion des Gefäßwiderstands, ↓ Herzarbeit, ↓ Sauerstoffbedarf

Calciumantagonisten

- blockieren die Calciumkanäle und verringern die Herzarbeit, Nachlastsenkung
- erweitern arterielle Gefäße in der Peripherie, ↓ Gefäßwiderstand, ↓ Blutdruck, ↓ Herzarbeit, ↓ Sauerstoffbedarf

14 Pflegesituation Herz-, Kreislauf- und Gefäßerkrankungen

14.2 Herzinsuffizienz

Als **Herzinsuffizienz** wird eine **Herzmuskelschwäche** bezeichnet. Das Herz hat nicht die Kraft, das für die Versorgung des Körpers benötigte Blutvolumen zu verteilen. Es kommt zu **Flüssigkeitsverschiebungen** in Organe oder Gewebe. Je nach Ausprägung der Symptomatik wird die Herzinsuffizienz nach der New York Heart Association – **NYHA** – in **4 Schweregrade** unterteilt.

Erläutern Sie die Prinzipien einer medikamentösen Therapie und nennen Sie je drei Arzneistoffgruppen, die häufig bei einer Herzinsuffizienz eingesetzt werden.

14.2 Herzinsuffizienz

Prinzipien

- Schlagkraft des Herzens steigern und/oder
- Vorlast senken → Herabsetzen des Blutvolumenrückstaus im venösen System und im rechten Herzen und/oder
- Nachlast senken → Herabsetzen des arteriellen Widerstands

Arzneimittelgruppen

- Vasodilatatoren (ACE-Hemmer oder AT_1-Rezeptor-Antagonisten): NHYA I–IV
- Diuretika (plus ACE-Hemmer)
- teilweise β-Blocker (plus ACE-Hemmer und Diuretika, Dosierung langsam steigern, verzögerter Wirkungseintritt): NHYA II–IV
- Aldosteronantagonisten (plus ACE-Hemmer, β-Blocker, Diuretika): NHYA III–IV
- bei zusätzlichen bestimmten Symptomen: Herzglycoside

Ergänzung

Herzglycoside werden hauptsächlich aus dem Fingerhut (*lat.* Digitalis) gewonnen. Handelsnamen: Digimerck®, Novodigal®, Lanitop®

Leitlinien zur Therapie der chronischen Herzinsuffizienz: www.dgk.org

Herzwirksame Arzneimittel → K 78

14 Pflegesituation Herz-, Kreislauf- und Gefäßerkrankungen

14.3 Diuretika

Diuretika sind Arzneimittel, die durch **Ausscheidung von Flüssigkeit** aus der Lunge und/oder dem Gewebe in der Peripherie die **Vor- und Nachlast am Herzen senken.** Es gibt verschiedene Wirkstoffarten. Diuretika sind im Allgemeinen gut verträglich und haben eine hohe therapeutische Breite.

Nennen Sie je drei Indikationen und unerwünschte Wirkungen bei dem Einsatz von Diuretika.

Welchen wichtigen Einnahmehinweis geben Sie dem Patienten?

14.3 Diuretika

Indikation
- Herzinsuffizienz
- Hypertonie
- Ödeme/Aszites, Niereninsuffizienz mit Ödemen
- Vergiftungen

Unerwünschte Wirkungen
- Exsikkose/Dehydratation und Thrombosegefahr
- Hypotonie
- Hypokaliämie, -natriämie, -magnesiämie

Einnahme aufgrund der harntreibenden Wirkung nicht abends, weiterhin Kalium- und magnesiumreiche Ernährung

Ergänzung

Wirkstoffgruppen: Schleifendiuretika – z. B. Lasix®; kaliumsparende Diuretika: Aldosteronantagonisten – z. B. Aldactone®; Thiazide und Derivate – z. B. Esidrix®; Osmodiuretika – z. B. Osmosteril®; Carboanhydrasehemmstoffe (= Sulfonamide, werden eher zur Behandlung des Glaukoms eingesetzt)

Diuretisch wirksame Pflanzen: Brennnessel, Acker-Schachtelhalm, Birkenblätter

14 Pflegesituation Herz-, Kreislauf- und Gefäßerkrankungen

14.4 Diuretika – Verabreichung und Beobachtung

Lesen Sie sich das nachfolgende Fallbeispiel durch und erläutern Sie die nachfolgenden Fragen.

Bei Herrn M., 81 Jahre alt, besteht seit Jahren eine gut kompensierte leichte Herzinsuffizienz NYHA I. Jetzt sind eine Ruhe- und Belastungsdyspnoe, Stauungsödeme sowie eine Nykturie hinzugekommen. Dem Patienten werden ein Diuretikum, ein Herzglycosid und ein ACE-Hemmer verschrieben.

Welche unerwünschten Wirkungen, die Sie in der Pflege beobachten, können durch die Arzneimittel auftreten?

Welche pflegerischen Maßnahmen sind zusätzlich angezeigt?

14.4 Diuretika – Verabreichung und Beobachtung

Unerwünschte Wirkungen

- Diuretikum: Hypotonie, Krampfanfälle, Verwirrtheit, Exsikkosezeichen
- Herzglycosid: Farbsehen, Übelkeit, Erbrechen, Bradykardie, Zwillingspuls, Verwirrtheit, motorische Unruhe, Kopfschmerzen; → Antidot: Digitalis-Antidot BM®
- ACE-Hemmer: trockener Reizhusten, nicht behandelbar. Als Alternative werden AT_1- Blocker eingesetzt. Gefahr des angioneurotischen Ödems (Quincke-Ödem → Schwellung u.a. im Mund-Rachen-Bereich), Blutdruckabfälle

Pflegerische Maßnahmen

- engmaschige regelmäßige Blutdruck und Pulskontrolle, Flüssigkeitsbeschränkung, Bilanzierung, Gewichtskontrolle, Beobachtung auf Ödeme
- natriumarme Kost, ggf. Hinweis auf Gewichtsreduktion, ggf. Sauerstoffgabe, Unterstützung des Patienten bei den Lebensaktivitäten

Ergänzung

Laxanzien verstärken aufgrund eines Kaliumverlustes die Wirkung der Herzglycoside.
Coffein im Kaffee und Theophyllin im Tee haben ebenfalls eine positiv inotrope Wirkung und gehören zu der Gruppe der Methylxanthinen.
Herzwirksame Arzneimittel → K 78

14 Pflegesituation Herz-, Kreislauf- und Gefäßerkrankungen

14.5 Koronare Herzerkrankung

Bei einer **koronaren Herzerkrankung (KHK)** kommt es aufgrund verengter oder verschlossener Koronararterien zu einer Mangeldurchblutung **(Ischämie)** des Herzens und zu einem Sauerstoffmangel **(Hypoxie).** Es droht ein Angina pectoris-Anfall oder ein Myokardinfarkt. Hier kommen u.a. **Nitrate, β-Blocker und Kalziumkanalblocker** zum Einsatz.

Nennen Sie Risikofaktoren für eine koronare Herzerkrankung und erläutern Sie die Arzneimittelgruppen, die zum Einsatz kommen.

14.5 Koronare Herzerkrankung

Risikofaktoren: Adipositas, Hypertonie, Rauchen, Diabetes mellitus, Hyperlipidämie, Hypercholesterinämie

- Nitrate: ↓ Herzarbeit und Sauerstoffbedarf des Herzen, Vorbeugung eines Angina pectoris-Anfalls, Nitratspray zur Anfallsbekämpfung
- lang wirksame Calciumantagonisten
- β-Blocker: ↓ Herzfrequenz und Herzkraft
- If-Kanalblocker (z. B. Ivabradin®): ↓ Herzfrequenz und Sauerstoffbedarf

Ergänzung

- Ziel der Therapie: immer auch Behandlung der Grunderkrankung, wie z. B. Diabetes mellitus und Hypertonie
- **lipophile Stoffe:** nicht im Blut lösbar, werden in Form von Lipoproteinen, d.h. gebunden an Trägerproteine, transportiert
- **HDL:** (= High-density-Lipoprotein) transportiert Cholesterol aus der Peripherie zur Leber, wirkt antiatherogen (= gegen Arteriosklerose)
- **LDL:** (= Low-density-Lipoprotein) wird von der Peripherie in Richtung Arteriolen/Arterien transportiert und bei Überschuss in den Gefäßwänden eingelagert
- **Nitratanwendung:** auf freies Intervall achten – Gefahr der Toleranzentwicklung

14 Pflegesituation Herz-, Kreislauf- und Gefäßerkrankungen

14.6 Nitrate – Verabreichung und Beobachtung

Nitrate können als Anfallsprophylaxe in **lang wirksamer** Form oder im Anfall in **schnell wirkender** Form zum Einsatz kommen.

Lesen Sie sich das Fallbeispiel durch und erläutern Sie die nachfolgenden Fragen.
Frau M., 76 Jahre, wird aufgrund einer koronaren Herzerkrankung schon seit einigen Jahren mit lang wirksamen Nitraten behandelt. Sie kommt mit dem Nitrat-Pflaster gut zurecht. In den letzten Tagen haben die Beschwerden aber bei Belastungen und manchmal auch in Ruhe zugenommen. Sie bekommt dann schwer Luft und hat das Gefühl der Enge in der Brust. Der Hausarzt verschreibt der Patientin ein Spray für diese Situationen.

Erläutern Sie der Patientin die Handhabung dieses Sprays und geben Sie Hinweise auf unerwünschte Wirkungen.

Welche pflegerischen Maßnahmen ergreifen Sie bei einem Angina pectoris-Anfall?

14.6 Nitrate – Verabreichung und Beobachtung

Handhabung des Nitrosprays

- Information an die Patientin, das Spray immer mit sich zu führen
- Spray vor der Anwendung nicht schütteln
- Ventil betätigen, Dosierungskammer wird gefüllt, Flüssigkeit tritt aus
- Flasche senkrecht, möglichst nahe an den Mund halten
- Sprühen – unter die Zunge – mit angehaltenem Atem, nicht inhalieren oder sofort schlucken, ggf. nach 30 Sek. wiederholen; keine Besserung der Symptome: → Arzt

Hinweise auf unerwünschte Wirkungen

- Kopfschmerzen bei Beginn der Therapie, langwirkende Nitrate langsam einschleichen und Intervall einhalten; Blutdruckabfall, Pulsanstieg, Schwindel
- Übelkeit, Erbrechen, paradoxe Wirkung: Brustenge, Kollaps

Angina pectoris-Anfall:

- bei Anfallsanzeichen Arzt informieren, Patientin beruhigen, enge Kleidung öffnen
- AM bereithalten: Nitrospray oder Kapseln – Kapseln werden zerbissen oder der Inhaltsstoff wird mit einer Spritze aufgezogen und ohne Injektionsnadel unter die Zunge verabreicht
- engmaschige, regelmäßige Blutdruck- und Pulskontrollen, ggf. Sauerstoff nach AV

14 Pflegesituation Herz-, Kreislauf- und Gefäßerkrankungen

14.7 Herzrhythmusstörungen

Herzrhythmusstörungen sind **Störungen der Erregungsbildung,** der **Weiterleitung** oder eine **Kombination** aus beidem. Diese **Arrythmien** (*griech.* = unregelmäßig) können sich z. B. in Brady- oder Tachykardien, Extrasystolen, Vorhof- oder Kammerflimmern äußern. Die hier eingesetzten Medikamente werden als **Antiarrhythmika** bezeichnet und in vier Klassen unterteilt.

Nennen Sie mindestens vier Arzneistoffgruppen, die bei den oben genannten Herzrhythmusstörungen zum Einsatz kommen.

14.7 Herzrhythmusstörungen

- Natriumantagonisten (spielen eine untergeordnete Rolle) – Klasse 1 (a–c): bei akuter ventrikulärer Arrhythmie
- β-Blocker – Klasse 2: bei supraventrikulärer Arrhythmie
- Kaliumantagonisten – Klasse 3: bei ventrikulärer Arrhythmie, Vorhofflimmern
- einige Calciumantagonisten – Klasse 4: bei supraventrikulärer Tachyarrhythmie
- Herzglycoside – Klasse 5: selten: bei Tachyarrhythmien
- Parasympathikolytika bei Bradykardien
- evtl. Sympathikomimetika bei schweren Bradykardien

Ergänzung

Bradykarde Störungen werden längerfristig durch Herzschrittmacherimplantationen behandelt. Supraventrikuläre Störungen haben ihren Ursprung im Sinusknoten, Vorhof- oder AV-Knoten, ventrikuläre Störungen dagegen haben ihren Ursprung in der Herzkammer.

14 Pflegesituation Herz-, Kreislauf- und Gefäßerkrankungen

14.8 Antiarrhythmika – Verabreichung und Beobachtung

Patienten, die **Antiarrhythmika** einnehmen, können eine Vielzahl von unerwünschten Wirkungen zeigen. Hierzu gehören z. B. Übelkeit und Schwindel. Weiterhin ist die engmaschige **Kontrolle der Vitalzeichen und des EKGs** angezeigt.

Nennen Sie die drei Beobachtungskriterien des Pulses bei einem Erwachsenen und beschreiben Sie die folgenden Veränderungen.

- **Bradykardie**
- **Tachykardie**
- **Extrasystolen**
- **Bigeminus**
- **Tachyarrhythmie**
- **Vorhof- bzw. Kammerflattern**
- **Vorhof- bzw. Kammerflimmern**

14.8 Antiarrhythmika – Verabreichung und Beobachtung

Pulsbeobachtung: Frequenz, Rhythmus und Qualität

Veränderungen

- **Bradykardie**: Puls unter 60/Min.
- **Tachykardie**: Puls über 80 bzw. 100/Min.
- **Extrasystolen**: Extraschläge, die unregelmäßig auftreten
- **Bigeminus**: Zwillingspuls; Extraschläge, die einem Herzschlag folgen
- **Tachyarrhythmie**: unregelmäßiger hoher Puls
- **Vorhof- bzw. Kammerflattern**: Herz schlägt schneller als 250/Min.
- **Vorhof- bzw. Kammerflimmern**: Herz schlägt schneller als 350/Min.

Ergänzung

Vorhofflattern und -flimmern: Hochfrequenz-Überstimulation durch einen Herzschrittmacher oder Kardioversion plus Antiarrhythmika

Kammerflimmern und -flattern: Reanimation und Defibrillation plus Antiarrhythmika

Herzwirksame Arzneimittel → K 78

14 Pflegesituation Herz-, Kreislauf- und Gefäßerkrankungen

14.9 Hypertonie

Eine Hypertonie ist eine **dauerhafte Blutdruckerhöhung,** die nicht situationsabhängig ist und mit Werten über **140/90 mmHg beim Erwachsenen** einhergeht. Eine **primäre** *(essenzielle)* Hypertonie ist multifaktoriell bedingt, eine genaue Ursache kann nicht immer ausgemacht werden. Eine **sekundäre** Hypertonie dagegen hat ihre Ursache in Erkrankungen anderer Organsysteme, wie z. B. der Niere, den Gefäßen oder im endokrinen System.

Nennen Sie Arzneimittelgruppen – Antihypertonika/Antihypertensiva – die zur Therapie einer Hypertonie eingesetzt werden.

Was können drei Folgen eines dauerhaft erhöhten Blutdrucks sein?

14.9 Hypertonie

Antihypertonika/Antihypertensiva

- Diuretika (erste Wahl: Thiazide)
- ACE-Hemmer/AT_1-Antagonisten
- β-Blocker
- Calciumantagonisten

Folgen

Kardiovaskuläre Erkrankungen/Durchblutungsstörungen: Apoplex *(Schlaganfall)*, Herzinfarkt, Herzinsuffizienz, pAVK, Nierenversagen, Retinopathien

Ergänzung

Die medikamentöse Basistherapie erfolgt mit einem Monopräperat der oben genannten Wirkstoffe. Erst bei unzureichender Wirkung wird ein zweiter Wirkstoff hinzugenommen.

Herzwirksame Arzneimittel → K 78

14 Pflegesituation Herz-, Kreislauf- und Gefäßerkrankungen

14.10 Hypertonie – Verabreichung und Beobachtung

Um die Spätfolgen einer Hypertonie zu vermeiden, ist es ratsam, den Lebensstil umzustellen.

Lesen Sie sich das Fallbeispiel durch und erläutern Sie die nachfolgenden Fragen.
Frau R. ist 54 Jahre alt und seit zwölf Jahren als Kassiererin in einem großen Lebensmitteldiscounter tätig. Ihre Pausen kann sie nur sehr unregelmäßig nehmen, und es wird erwartet, dass sie ihre Arbeit schnell und korrekt ausführt. Immer wieder finden Kontrollen statt. Frau R. hat einen BMI von 32 und einen mit Tabletten gut eingestellten Diabetes mellitus. Seit einigen Monaten leidet die Patientin unter Kopfschmerzen und Herzklopfen. Nach einem Arztbesuch wird ihr das Medikament Enahexal® (Enalapril) verschrieben.

Informieren Sie die Patientin über hilfreiche Veränderungen des Lebensstils und nennen Sie Begleiterscheinungen zu Beginn der Therapie mit Antihypertensiva.

14.10 Hypertonie – Verabreichung und Beobachtung

Veränderung des Lebensstils

- Gewichtsnormalisierung → BMI < 26
- ausreichend Bewegung, mind. 30 Minuten in der Woche, Ausdauersport
- Ausschalten von Stressfaktoren → ggf. Arbeitsplatzwechsel
- Erlernen von Entspannungsmethoden, Stressreduktion
- Hinweise zur Prävention der Folgen eines Diabetes mellitus

Weiterhin

- ausgewogene Ernährung: ↑ Obst und Gemüse, ↓ gesättigte Fettsäuren
- salzarme Kost (unter 6 g/Tag)
- reduzierter Alkoholkonsum
- Nikotinverzicht
- Therapie erhöhter Blutfettwerte

Begleiterscheinungen

- Schwindel, Schwächegefühl, Müdigkeit, Sehstörungen, Übelkeit, Verdauungsprobleme
- evtl. Wechselwirkung mit oralen Antidiabetika, verstärkende Blutzuckersenkung: Blutzucker regelmäßig kontrollieren

14 Pflegesituation Herz-, Kreislauf- und Gefäßerkrankungen

14.11 Gerinnungsaktive Arzneimittel

Gerinnungsaktive Arzneimittel hemmen oder fördern die Blutgerinnung. Die **primäre Hämostase** *(Blutstillung)* findet durch Thrombozyten statt, die sich an die Wundränder heften und einen reversiblen Verschluss verursachen. Anschließend kommt es zur **sekundären Hämostase** *(Blutgerinnung)*, indem unter dem Einfluss von Thrombin die Bildung eines Fibrinnetzes stattfindet. Dieses kann durch die Wirkung von Plasmin **(Fibrinolyse)** wieder aufgelöst werden.

Ordnen Sie die folgenden gerinnungsaktiven Arzneimittel der Tabelle zu.

gerinnungsfördernde Arzneimittel	gerinnungshemmende Arzneimittel

Tab. 14.1a Gerinnungsaktive Arzneimittelgruppen

Vitamin K, Heparin, Cumarinderivate, Prothrombinkomplex, Thrombozytenaggregationshemmer, Antifibrinolytika, oberflächliche Hämostyptika, Fibrinolytika, Fibrinkleber

14.11 Gerinnungsaktive Arzneimittel

gerinnungsfördernde Arzneimittel	gerinnungshemmende Arzneimittel
• Prothrombinkomplex • Vitamin K • oberflächliche Hämostyptika • Antifibrinolytika • Fibrinkleber	• Heparin • Cumarinderivate • Thrombozytenaggregationshemmer • Fibrinolytika

Tab. 14.1b Gerinnungsaktive Arzneimittelgruppen

Ergänzung

Die Gerinnung *(Koagulation)* oder die Fibrinolyse erfolgen durch ca. ein Dutzend im Blutplasma vorhandene Gerinnungsfaktoren.

Auch Acetylsalicylsäure (Aspirin®) hemmt schon mit je 100 mg tgl. die Thrombozytenaggregation.

Fibrinolytika: z. B. Urokinase bzw. Streptokinase, wirken über die Eiweißspaltung, fördern die Umwandlung von Plasminogen in Plasmin; Einsatz bei Venenthrombosen, Verschlüssen arteriovenöser Shunts, Lungenembolien, Myokardinfarkt

14 Pflegesituation Herz-, Kreislauf- und Gefäßerkrankungen

14.12 Heparine

Heparin verstärkt die Wirkung von Antithrombin III (ATIII), welches selbst an mehreren Stellen die **Gerinnungskaskade hemmt.** Je nach Indikation kann die Heparinisierung **low-dose** oder **high-dose** erfolgen.

Erläutern Sie, was unter den Begriffen Low-dose- bzw. High-dose-Heparinisierung sowie unfraktioniertes und fraktioniertes Heparin zu verstehen ist.

14.12 Heparine

Low-dose-Heparinisierung – Indikation: Prophylaxe von postoperativen Thrombosen bei immobilen Patienten, bei Vorhofflimmern bzw. Herzklappererkrankungen, wenn Cumarine kontraindiziert sind

- unfraktionierte Heparine: bei Hochrisikopatienten; Dosis: 2–3× tgl. 5000 IE
- fraktionierte Heparine/niedermolekulare Heparine: nur 1× tgl., meist Fertigspritze
- keine zusätzliche Gabe von Aspirin® (z. B. bei Schmerzen): ↑ Blutungsneigung
- Applikation: subkutane Injektion

High-dose-Heparinisierung – Indikation: Therapie der tiefen Beinvenenthrombose, Lungenembolie und arterieller Embolien, extrakorporale Zirkulation, Herzinfarkt

- Vollheparinisierung mit unfraktioniertem Heparin
- Möglich ist auch die Gabe eines höherdosierten niedermolekularen Heparins (selten).
- Applikation: intravenös mittels Einsatz eines Perfusors

Ergänzung

Unerwünschte Wirkungen: heparininduzierte Thrombozytopenie (HIT), Blutungen (an Haut, Zahnfleisch, Nase, Schleimhäuten), allergische Reaktionen, reversibler Haarausfall, ↑ Leberwerte oder Osteoporose bei Langzeitgabe

Antidot: Protamin – Einsatz bei Überdosierung oder unstillbaren Blutungen

14 Pflegesituation Herz-, Kreislauf- und Gefäßerkrankungen

14.13 Cumarine

Cumarine (z. B. Marcumar®) **hemmen** die Funktion von **Vitamin K** bei der Synthese des Prothrombinkomplexes in der Leber. Sie werden bei Langzeitkoagulation eingesetzt, z. B. bei Vorhofflimmern, Herzklappenersatz oder tiefen Beinvenenthrombosen. Bei Schwangerschaft, in der Stillzeit oder vor bzw. nach Operationen muss auf Heparine ausgewichen werden.

Lesen Sie sich das nachfolgende Fallbeispiel durch und erläutern Sie Ihre pflegerischen Aufgaben im Rahmen einer Cumarintherapie.

Herr R. ist 78 Jahre alt und wurde aufgrund einer Mitralklappeninsuffizienz operiert. Ihm wurde eine neue Herzklappe eingesetzt und er hat einige Tage auf der Intensivstation verbracht. Jetzt soll der Patient Marcumar® erhalten. Er ist über den Umgang mit dem Medikament noch nicht informiert worden.

14.13 Cumarine

- Beobachtung von Urin, Stuhl, Haut- und Schleimhäute auf Blutungen
- Quick-Wert (20–35 %) bzw. INR *(International Normalized Ratio)*-Wert 2–3,2 zur Dosisbestimmung. Die genaue Dosierung ist allerdings sehr individuell.
- Beobachtung auf unerwünschte Wirkungen
- bei Überdosierungen: Vitamin K (Konakion®)-Tropfen (wirken erst nach 6–12 Std.), ggf. direkte Gabe von PPSB = Prothrombinkomplex

Informationen

- Umgang mit einem Antikoagulanzien-Pass, regelmäßige Gerinnungskontrollen
- vorsichtiges Zähneputzen, Rasieren (eher trocken rasieren), Sportarten mit hohem Verletzungsrisiko, Gartenarbeit
- Vorsicht bei scharfen/spitzen Nahrungsmitteln
- ausgewogene Ernährung, keine großen Mengen von grünem Gemüse, Salat, Innereien
- Medikament immer zur gleichen Tageszeit nehmen, kein eigenständiges „Nachholen“ des Medikaments: Arztrücksprache
- Selbstbeobachtung auf schwarzen Stuhl, rotgefärbten Urin/Stuhl, vermehrte Hämatome: Arztrücksprache

15 Pflegesituation Lungenerkrankungen

15.1 COPD

Unter einer **COPD** (chronic obstructive pulmonary disease) wird eine **obstruktive Lungenerkrankung** verstanden, die **chronisch progredient und nicht vollständig reversibel** ist. Grundlage sind häufig chronische Bronchitiden oder ein Lungenemphysem. Wichtigster Risikofaktor ist das Rauchen.
Die Erkrankung wird in **vier Schweregrade** unterteilt, die sich nach Symptomatik und Lungenfunktion richten. Daran orientiert sich auch die pharmakologische Therapie.

Beschreiben Sie Arzneimittelgruppen, die bei Patienten mit einer COPD eingesetzt werden.

15.1 COPD

Obergruppe: Bronchospasmolytika und -dilatatoren

- AM zur Erschlaffung und damit Erweiterung der Bronchialmuskulatur
- werden (i.d.R. inhalativ) als symptomatische Bedarfsmedikation eingesetzt
- ab mittelschweren Formen immer in Dauertherapie und langwirksamer Form

- **β_2-Sympathikomimetika:** kurz- und langwirksam, wirken antiobstruktiv
- **Parasympathikolytika/Anticholinergika:** kurz- und langwirksam, wirken bronchospasmolytisch
- **Theophyllin** (Reservetherapeutikum – geringe *therapeutische Breite*)
- **ICS = inhalative Glucocorticoide** – wirken antientzündlich

Weiterhin je nach Bedarf:

- **Expektoranzien**
- **Sauerstoff**
- ggf. Antibiotika – bei zusätzlichen Infektionen

Dosieraerosole → K 62
Pulverinhalatoren → K 63
Verneblersysteme → K 64
Therapeutische Breite → Grundbegriffe der Pharmakodynamik → K 13

15 Pflegesituation Lungenerkrankungen

15.2 Asthma

Unter **Asthma** wird eine **chronisch entzündliche Erkrankung der Atemwege** verstanden, die durch **bronchiale Übererregbarkeit** gegenüber verschiedenen Stimuli ausgelöst wird. Die Atemwegsobstruktion ist reversibel. Asthma ist die häufigste chronische Erkrankung im Kindesalter.

Erläutern Sie

- drei klassische Symptome des Asthmas sowie die
- Therapie bei einem akuten Asthmaanfall.

15.2 Asthma

Symptome

Pfeifendes Atemgeräusch, Husten (vor allem nachts und morgens), Dyspnoe mit verlängerter Ausatemphase

Therapie/Asthmaanfall

- β_2-Sympathikomimetika: inhalativ 1–4 Hübe im Abstand von 1 Min., frühestens nach 5 Min. wiederholen: z. B. Salbutamol/Sultanol®
- Glucocorticoide : i.v., z. B. Prednisolon
- Sauerstoff 2–4 l/Min.
- evtl. β_2-Sympathikomimetika s.c., i.v.; Theophyllin oral oder langsam i.v.
- ggf. Intubation/Beatmung

Ergänzung

β_2-Sympathikomimetika werden bei einem Asthmaanfall in kurzwirksamer und in der Dauertherapie als langwirksame Form eingesetzt. Es ist besonders auf die Überdosierung der langwirksamen β_2-Sympathikomimetika zu achten.

Die Asthmaerkrankung wird in vier Schweregrade eingeteilt, dies ist abhängig von der Häufigkeit und Schwere der Symptome und der Lungenfunktion.

15 Pflegesituation Lungenerkrankungen

15.3 Edukation bei Patienten mit Asthmaerkrankungen

Edukation als pädagogische Intervention in der Pflege beinhaltet die **Information, Beratung, Anleitung und Schulung.** Bei Patienten mit Asthmaerkrankungen und ihren Angehörigen sind Schulungen insbesondere geeignet, um die Compliance zu stärken und die Lebensqualität zu verbessern.

Erläutern Sie Ablauf und Inhalt einer Asthmaschulung.

15.3 Edukation bei Patienten mit Asthmaerkrankungen

Ablauf: mehrmaliges Treffen unter stationären oder ambulanten Bedingungen in Kleingruppen; Leitung: interdisziplinäres Team von Ärzten, Pflegenden, Physiotherapeuten, Apothekern etc.

Inhalt

- Information über Inhalt des Krankheitsbildes (Ursachen, Auslöser, Symptome)
- Wahrnehmung und Beobachtung der eigenen Atmung
- Einsatz eines Peak-Flow-Meters
- Führen eines Protokolls bzw. Patiententagebuches
- Informationen über die Wirkung und den Umgang mit AM und den verschiedenen Verarbeichungsformen (Dosieraerosole, Pulverinhalatoren, Verneblersysteme etc.)
- Atemtraining/-gymnastik, Ausdauersport
- Verhalten bei einem akuten Asthmaanfall, Notfallset kennen lernen
- Stress minimieren, Entspannungsmethoden erlernen
- Noxen und allergische Stimuli herausfinden und vermeiden
- Netzwerke und Kontakte, z. B. über Selbsthilfegruppen, vorstellen
- regelmäßige Arztbesuche und Lungenfunktionsüberprüfungen

15 Pflegesituation Lungenerkrankungen

15.4 Erkältungskrankheiten und Husten

Erkältungskrankheiten (grippale Infekte) gehören zu den sehr häufig auftretenden Erkrankungen bei Kindern und Erwachsenen. Sie gehen oft mit einem Symptomkomplex von Fieber, Abgeschlagenheit, viraler Infektion der Nasen- und Bronchialschleimhäute, Heiserkeit und Husten einher.

Nennen und erläutern Sie synthetische bzw. pflanzliche Arzneimittelgruppen, die bei einem grippalen Infekt eingesetzt werden.

15.4 Erkältungskrankheiten und Husten

- **Analgetika** (kurzfristiger Einsatz) bei Kopfschmerzen, Fieber: Ibuprofen, Paracetamol, Acetylsalicylsäure, Lindenblütentee bei Fieber
- **Rhinologika; Meersalz-Nasenspray, α-Sympathikomimetika** bei einer Nasenschleimhautentzündung zur Abschwellung
- **Expektoranzien** steigern und verdünnen die Sekretmenge **(Sekretolytika)** bzw. verflüssigen bereits gebildeten Schleim **(Mucolytika):** Acetylcystein, Ambroxol
- **Antitussiva** bei trockenem Reizhusten: Dihydrocodein
- **Lokalanästhetika/Antiseptika** bei Halsschmerzen und Heiserkeit
- **pflanzliche Stoffe** bei Heiserkeit, Halsschmerzen: **Isländisch Moos, Salbeitee** (zum Gurgeln); zur Expektoration: Thymian, Eukalyptus, Anistee

Ergänzung

Vorsicht bei Dauergebrauch von Sympathikomimetika (Nasivin®, Otriven®): chronische Austrocknung der Schleimhaut → Nasalia → K 50
Vorsicht bei der Einnahme von sog. „Erkältungssaft" – er enthält oft zusätzlich Alkohol!
Antitussiva haben einen dämpfenden Effekt auf das Hustenzentrum im Stammhirn bzw. blockieren die Hustenrezeptoren im Bronchialsystem und können sedierend wirken.

16 Pflegesituation maligne Erkrankungen

16.1 Zytostatikatherapie

Unter dem Begriff **Zytostatika** werden künstliche oder natürliche Substanzen zusammengefasst, die das **Wachstum der Zellen hemmen.** Die Substanzen wirken nur auf **sich teilende Zellen** und müssen deswegen in mehreren Zyklen verabreicht werden. Im Allgemeinen unterscheidet man **nicht phasenspezifische** von **phasenspezifischen Substanzen.**

Erläutern Sie den Unterschied zwischen nicht phasenspezifischen und phasenspezifischen Substanzgruppen und geben Sie Beispiele an.

16.1 Zytostatikatherapie

Nicht phasenspezifische Substanzen wirken unabhängig von bestimmten Zellzyklusphasen. Beispiele:

- alkylierende Zytostatika: Cyclophosphamid/Endoxan®
- Platin-Verbindungen: Cisplatin®
- zytostatische Antibiotika: Doxorubicin/Adriblastin®

Phasenspezifische Substanzen setzen in bestimmten Zellzyklusphasen an. Beispiele:

- Antimetaboliten: Hemmung der DNA Neubildung – Methotrexat®, 5-FU Lederle®
- Mitosehemmstoffe: Hemmung der Zellteilung – Vinca-Alcaloide/Vincristin®, Taxane/Taxol®

Ergänzung

biologische Therapie: Behandlung mit Antikörpern, Immunmodulatoren oder Zytokinen
Hormontherapie: Therapie mit Hormonen, Hormonantagonisten und Aromatasehemmern mit dem Ziel, das Wachstum hormonabhängiger Tumore einzuschränken
Immunmodulatoren → Immunstörungen → K 132

16 Pflegesituation maligne Erkrankungen

16.2 Unerwünschte Wirkungen von Zytostatika

Da **Zytostatika** auf alle sich teilenden Zellen des Organismus wirken, werden auch **gesunde Zellen geschädigt.** Je schneller sich die Zellen teilen, desto höher sind die unerwünschten Wirkungen. Besonders deutlich wird das durch den Verlust von Haaren durch Schädigung der Haarwurzel.

Nennen Sie häufige unerwünschte Wirkungen durch eine Zytostatikatherapie, bezogen auf die folgenden Organe.

- **Knochenmark**
- **Schleimhäute**
- **zentrales Nervensystem/Brechzentrum**
- **Nervensystem**
- **Herz**
- **Niere**
- **Harnblase**
- **Haarwurzel**

16.2 Unerwünschte Wirkungen von Zytostatika

- **Knochenmark**: Leukopenie – ↓ Immunabwehr, Thrombopenie – ↑ Blutungsneigung, Anämie – ↑ Müdigkeit und Leistungsabfall
- **Schleimhäute**: Mucositis im Mund-Rachen-Bereich und Magen-Darm-Trakt
- **zentrales Nervensystem/Brechzentrum**: Übelkeit/Erbrechen
- **Nervensystem**: Gefühlseinschränkungen/Parästhesien
- **Herz**: Rhythmusstörungen, pectanginöse Beschwerden
- **Niere**: Niereninsuffizienz
- **Harnblase**: hämorrhagische Zystitis
- **Haarwurzel**: Haarverlust *(Alopezie)*

Ergänzung

Um die unerwünschten Wirkungen und Folgen der Grunderkrankung und der Zytostatikatherapie möglichst gering zu halten, werden zusätzliche AM gegeben. → Supportivtherapie → K 97

16 Pflegesituation maligne Erkrankungen

16.3 Supportivtherapie

Die **Supportivtherapie** in der Onkologie hat das **Ziel, die Begleiterscheinungen der Erkrankung sowie der Therapien zu reduzieren.** Zusätzliche Belastungen werden so vermieden, und die Angst der Betroffenen vor weiteren Nebenwirkungen wird herabgesetzt.

Beschreiben Sie die Prophylaxe und die Therapie bei Übelkeit/Erbrechen und Mukositis/ Mundschleimhautentzündungen.

16.3 Supportivtherapie

Übelkeit/Erbrechen

- regelmäßige Gabe von verschiedenen Antiemetika, auch in Kombination und schon vor der Zytostatikatherapie
- Beispiele: Ondansetron (Zofran®), Aprepitant (Emend®), Dexamethason (Fortecortin®), Metoclopramid (Paspertin®)
- nichtmedikamentöse Maßnahmen: Entspannungsmethoden, Ablenkung, Ingwer-Lutschbonbons, Akupunktur, Akupressur

Mukositis/Mundschleimhautentzündungen

- regelmäßige Zahn- und Mundreinigung mit einer weichen Zahnbürste/Zahnseide
- Spülungen mit frisch abgekochtem Salbeitee, Salzwasser- bzw. Bicarbonatlösung
- Spülungen mit alkoholischen Lösungen aufgrund der Schleimhautreizung und Schmerzen vermeiden
- antiseptisch/antibakteriell wirkende Mittel nach AV, z. B. Chlorhexidinlösung
- antifugal wirkende Mittel nach AV, z. B. Amphotericin-B-Lösung
- bei Ulcerationen Spülungen bzw. lokales Betupfen mit Dexpanthenollösung
- lokalanästhesierende Salben bei Schmerzen

16 Pflegesituation maligne Erkrankungen

16.4 Umgang mit Zytostatika

Der Umgang mit Zytostatika ist in einem Regelwerk der **Berufsgenossenschaften** zusammengefasst. Unmittelbar können sie bei Haut- und Schleimhautkontakt **reizend, ätzend** sowie **sensibilisierend** wirken. Da Zytostatika außerdem **kanzerogen, teratogen** und **mutagen** wirken können, sind besondere **Schutzvorschriften** zu beachten.

Erläutern Sie acht Maßnahmen, die im Umgang mit Zytostatika zu beachten sind. Beziehen Sie sich auf die Vorbereitung, den Transport und die Entsorgung.

16.4 Umgang mit Zytostatika

Generell sind im Umgang mit Zytostatika Schutzhandschuhe zu tragen.

Vorbereitung

- Berührung mit Haut, Schleimhaut, Augenkontakt, Einatmen/Verschlucken vermeiden
- gesonderte, gekennzeichnete Dispenser für oral einzunehmende Arzneimittel

Transport

- in eindeutig gekennzeichneten, verschließbaren, sauberen, trockenen Transportbehältnissen
- Behälter aufrecht transportieren, vor Sturz schützen

Entsorgung

- Infusionsbeutel/-flaschen mit Besteck nach der Verabreichung komplett entsorgen
- Zytostatikaabfall ist Sondermüll (spezielle Abfallbehälter)

Ergänzung

Zubereitung von Zytostatika: wird von besonders geschultem Personal unter sterilen Bedingungen in Apotheken vorgenommen. Die **Applikation** erfolgt i.d.R. durch den Arzt.
kanzerogen, teratogen und mutagen → Arzneimittelforschung → K 5

16 Pflegesituation maligne Erkrankungen

16.5 Verhalten bei Zytostatikaunfällen

Zu den **allgemeinen Sicherheitsmaßnahmen** gehört die **regelmäßige arbeitsplatzbezogene Einweisung** in den Umgang mit Zytostatika. Schwangere, stillende Mütter und Jugendliche dürfen keinen Umgang mit diesen Arzneistoffen haben. Die Körperausscheidungen der Patienten sind ca. 24–30 Stunden und bei der Gabe von Cisplatin sogar sieben Tage als kontaminiert zu behandeln.

Erläutern Sie Ihr Vorgehen, wenn

- es zur Kontamination von Zytostatika mit Ihrer Haut oder den Augen gekommen ist,
- eine Freisetzung von Zytostatika stattgefunden hat (Notfallset/Spill-Kit) und
- Sie eine Paravasation bei der Verabreichung der Zytostatika bemerken.

16.5 Verhalten bei Zytostatikaunfällen

Kontamination: bei Hautkontakt sofort mit viel Wasser abspülen, bei Kontamination der Augen mit NaCl-Lösung spülen (10 Min.), Augenarzt aufsuchen (Arbeitsunfall dem Betriebsarzt melden), ggf. Kleidung wechseln (Dokumentation)

Freisetzung – Notfallset für Zytostatika/Spill-Kit

- Einsatz bei Freisetzung der Zytostatika (z. B. zerbrochenes Material)
- der kontaminierte Bereich ist zu kennzeichnen, abzusperren, zu sichern
- Schutzausrüstung anziehen, gründliche Reinigung der Flächen mit aufsaugendem Material von außen nach innen, ausgelaufene Lösungen/angefallenen Müll als Sondermüll entsorgen

Paravasation: Infusion unverzüglich stoppen, Zugang belassen, Arzt informieren, klinikspezifisches Paravasat-Notfallset bereithalten

Ergänzung

Paravasation: Eine Infusion ist nicht in die vorgegebene Vene eingelaufen, sondern in das umliegende Gewebe. Folgen: Schmerzen, Rötung, Schwellung, Gefahr der Nekrose

Notfallset: Handschuhe, Labor-Schutzbrille, flüssigkeitsdichte Überkittel/Überschuhe, Atemmaske, Tupfer, Kompressen, Zellstoff, spezielle Abfallbeutel, Alkohol zum Reinigen der Flächen, Arbeitshinweise

17 Pflegesituation Infektionen

17.1 Antiinfektiva

Antiinfektiva sind Arzneimittel, die gegen Infektionskrankheiten eingesetzt werden. Sie greifen an der Zellwand oder im Zellinneren an und lassen sich in Abhängigkeit der Erregerart unterteilen.

Ordnen Sie den verschiedenen Antiinfektiva die Erregerart und eine Infektionskrankheit zu.

Antiinfektiva	Erregerart	Infektionskrankheit
Virustatika		
Antibiotika		
Antimykotika		
Anthelminthika		

Tab. 17.1a Unterscheidungen von Antiinfektiva

17.1 Antiinfektiva

Antiinfektiva	Erregerart	Infektionskrankheit
Virustatika	Viren	Influenza A, HIV
Antibiotika	Bakterien	Pneumonie, Osteomyelitis
Antimykotika	Pilze	Soor, Onychomykose (Nagelpilzinfektion)
Anthelminthika	Würmer, Parasiten	Helminthiasis (Wurmerkrankung), Billharziose

Tab. 17.1b Unterscheidungen von Antiinfektiva

Ergänzung

Früher wurden die chemisch-synthetisch antimikrobiologischen Stoffe auch als **Chemotherapeutika** bezeichnet. Der Begriff sollte nach übereinstimmender Meinung der Fachgesellschaften jedoch hauptsächlich für **Zytostatika** verwendet werden.

17 Pflegesituation Infektionen

17.2 Schutzimpfungen

Die **Schutzimpfung** bezeichnet eine **prophylaktische Maßnahme gegen eine Infektionskrankheit.** Dazu wird eine **passive und/oder aktive Immunisierung** durchgeführt. In Deutschland gibt es keine gesetzlich vorgeschriebene Impfung. Die **empfohlenen Impfungen** werden jährlich von der STIKO – ständige Impfkomission – am Robert Koch-Institut herausgegeben.

Erläutern Sie anhand der Tetanusprophylaxe die aktive und passive Immunisierung sowie die Begriffe Antigene, Antikörper, Sera und Impfstoffe.

17.2 Schutzimpfungen

- **Tetanus** *(Wundstarrkrampf)* ist eine Infektionskrankheit, die durch das Bakterium *Clostridium tetani* verursacht wird und häufig tödlich verlaufen kann. Eine wirksame Vorbeugung besteht in der Schutzimpfung (aktive Immunisierung mit einem Totimpfstoff), die bereits bei Säuglingen beginnt.
- **Aktive Immunisierung:** Lebende, abgeschwächte nicht krankmachende Erreger werden dem Körper zugeführt und dieser bildet selbstständig Antikörper (aktive Immunabwehr). Bei einem erneuten Kontakt mit dem Erreger sind bereits Antikörper vorhanden. → Impfstoff Tetanol®
- **Passive Immunisierung:** Der Körper erhält aufgrund einer Infektion bereits Immunglobuline zur Abwehr (passive Immunabwehr). → Serum Tetagam®

Ergänzung

- **Antigene:** lebende, abgeschwächte Krankheitserreger oder Teile davon
- **Antikörper:** Immunglobuline gegen Erreger
- **Sera:** AM, die fertige Antikörper enthalten
- **Impfstoffe:** AM, die Antigene enthalten

17 Pflegesituation Infektionen

17.3 Bakterielle Infektionen

Antibiotika sind Wirkstoffe, die einen **bakteriziden** oder **bakteriostatischen** Effekt haben. Die bakterizide Wirkung ist durch das Abtöten der Bakterien gekennzeichnet, die bakteriostatische Wirkung verhindert die Vermehrung der Bakterien. Antibiotika **blockieren den Stoffwechsel des Erregers** an den verschieden Stellen.

Nennen Sie drei Antibiotikagruppen und deren allgemeinen Wirkmechanismus. Erläutern Sie außerdem die Begriffe Wirkspektrum und Resistenz.

17.3 Bakterielle Infektionen

Antibiotikagruppen/Wirkmechanismus

- Penicilline/Cephalosporine/Carbapeneme: hemmen die Zellwandsynthese
- Sulfonamide: Hemmstoffe der Tetrahydrofolsäuresynthese
- Gyrasehemmer: hemmen die DNS-Funktion
- Tetrazykline/Aminoglycoside/Makrolide: hemmen die Proteinsynthese

Wirkspektrum: besagt, gegen welche Bakterienarten ein Antibiotikum wirksam ist (gram-positiv/negativ; aerob/anaerob). Man unterscheidet ja nach Ausmaß **Schmalspektrum-** von **Breitspektrumantibiotika.**

Resistenz: Widerstandsfähigkeit

Ergänzung

- **Antibiotikaresistenz:** Eigenschaften von Mikroorganismen (hier Bakterien), die antibiotisch wirkende Substanzen von Anfang an *(primär)* oder erworben *(sekundär)* abschwächen oder neutralisieren.
- **Antibiogramm** gibt Aufschluss darüber, welches der getesteten Antibiotika gegen den krankheitsverursachenden Erreger wirksam sein könnte.
- **Auswahl** des richtigen Antibiotikums: nach Erregerart, Infektionsort, Patienten (Alter, Organfunktion, Begleiterscheinungen, Schwangerschaft etc.)

17 Pflegesituation Infektionen

17.4 Umgang mit Antibiotika

Antibiotika sollten genau nach Anweisung eingenommen werden. Wichtig ist vor allem die **Einhaltung der Einnahmedauer.** Einige der häufigen unerwünschten Wirkungen sind Allergien, Störungen der Darmflora mit Diarrhoen und Pilzinfektionen.

Beantworten Sie die nachfolgenden Fragen.

- Welche Hinweise geben Sie einem Patienten, der Tetrazykline/Gyrasehemmer bzw. Sulfonamide einnehmen soll?
- Kennen Sie weitere Einnahmehinweise?
- Worauf ist bei der Zubereitung einer intravenösen Antibiose zu achten?

17.4 Umgang mit Antibiotika

Tetrazykline/Gyrasehemmer: nicht mit Milch, Eisenpräperaten oder Antacida zusammen einnehmen, ungenügende Resorption

- **Tetrazykline:** Sonneneinstrahlung meiden, kein Einsatz bei Schwangeren/Kindern, schleimhautschädigende Wirkung (aufrecht mit viel Flüssigkeit einnehmen)
- **Sulfonamide:** viel trinken, um eine Nierenschädigung zu vermeiden, kein Einsatz bei Schwangeren, häufig Allergien, Phototoxizität

Einnahmehinweise

- Einnahmeabstand zwischen Mineralstoffen, Multivitaminpräparaten und Antibiotika → Wirksamkeitsverlust
- Alkohol und Coffein meiden, zur Einnahme Wasser trinken
- eingeschränkte Wirkung von Kontrazeptiva bei geschädigter Darmflora
- Einnahmezeitpunkt: s. Beipackzettel, da sehr unterschiedliche Vorgaben
- Einnahmedauer: Antibiotika sollten nach AV genommen werden, ein vorzeitiges Absetzen bei Symptombesserung fördert Resistenzen der Bakterien.

Intravenöse Gabe: direkt verabreichen, Uhrzeit der Zubereitung auf der Flasche vermerken

Ergänzung

Phototoxizität: durch UVA- und UVB-Strahlung des Sonnenlichts werden Arzneimittelwirkstoffe chemisch verändert → Symptome: Juckreiz, Schuppenbildung etc.

17 Pflegesituation Infektionen

17.5 Virale Infektionen

Viren sind **Krankheitserreger ohne eigenen Stoffwechsel.** Sie dringen in die Wirtszelle ein und veranlassen die Zelle, Viruspartikel zu produzieren. Virale Erkrankungen können epidemieartig auftreten und werden mit **Virustatika** behandelt.

Ergänzen Sie die Textpassage mit den unten stehenden Begriffen.

Virustatika verhindern die ____________ der Viren in der Zelle. Eine vollständige ____________ von viralen Erregern kann nur außerhalb des Organismus durch ________________ oder ____________ erfolgen. Bekannte Virustatika sind z. B. Zovirax® (________-Erkrankung), Retrovir® (_____-Erkrankung) und Tamiflu® (___________-Erkrankung). Die Arzneimittel können z. B. intravenös, transkutan oder _________ verabreicht werden.

Influenza, Abtötung, inhalativ, Desinfektion, AIDS, Vermehrung, Hitzebehandlung, Herpes

17.5 Virale Infektionen

Virustatika verhindern die Vermehrung der Viren in der Zelle. Eine vollständige Abtötung von viralen Erregern kann nur außerhalb des Organismus durch Hitzebehandlung oder Desinfektion erfolgen. Bekannte Virustatika sind z. B. Zovirax® (Herpes-Erkrankung), Retrovir® (AIDS-Erkrankung) und Tamiflu® (Influenza-Erkrankung). Die Arzneimittel können z. B. intravenös, transkutan oder inhalativ gegeben werden.

Ergänzung

Zu den Virustatika zählen auch **Interferone,** die bei schweren Viruserkrankungen, wie z. B. die chronische Hepatitis B und C oder generalisiertem Herpes zoster, aber auch zur Behandlung von Tumoren und Autoimmunerkrankungen, eingesetzt werden. Sie wirken antiviral und stärken die Immunabwehr.

Immunstörungen → K 132

17 Pflegesituation Infektionen

17.6 Pilzinfektionen

Antimykotika sind Wirkstoffe zur **Behandlung von Pilzinfektionen** *(Mykosen)*. Meist sind nur **lokale** Gebiete betroffen, wie Nägel, Füße, Mund- und Rachenraum, die gezielt **äußerlich mit synthetischen Antimykotika** behandelt werden. Bei generalisierten Erkrankungen mit **Organmykosen** werden **Antimykotika systemisch** oral oder intravenös verabreicht.

Ordnen Sie den pathogenen Pilzen die Pilzerkrankungen zu und nennen Sie Hinweise zum Umgang mit Fußpilz.

Pathogene Pilze	Mykosen
Hefepilze, z. B. Candida-Arten	
Schimmelpilze, z. B. Aspergillus-Arten	
Dermathophyten, z. B. Hautpilze	

Tab. 17.2a Pathogene Pilze und Mykosen

Fußpilz, Mundsoor, bronchopulmonale Aspergillose, Genitalsoor, Nagelmykosen

17.6 Pilzinfektionen

Pathogene Pilze	Mykosen
Hefepilze, z. B. Candida-Arten	Mundsoor, Genitalsoor
Schimmelpilze, z. B. Aspergillus Arten	bronchopulmonale Aspergillose
Dermathophyten, z. B. Hautpilze	Fußpilz, Nagelmykosen

Tab. 17.2b Pathogene Pilze und Mykosen

Umgang mit Fußpilz

- Beobachten der Füße auf Rötung, Schuppung, Einrisse, Juckreiz
- täglich Strümpfe wechseln und mit mind. 60 °C waschen
- Schuhe desinfizieren
- Vermeiden von zu engen Schuhen und feuchtwarmem Klima (Synthetiksohlen)
- sorgfältiges Abtrocknen zwischen den Zehen
- in öffentlichen Räumen (Badeanstalt, Sauna, Hotelzimmer, Dusche) immer Badeschuhe tragen

Ergänzung

Die Lagerung von Ancotil® (systemisches Antimykotikum) muss zwischen 15–25 °C erfolgen. Unterhalb dieser Temperatur kristallisiert der Wirkstoff aus, darüber bildet sich der Wirkstoff Fluorouracil (Zytostatikum).

17 Pflegesituation Infektionen

17.7 Chemische Desinfektionsmittel

Desinfektion bedeutet nach dem **deutschen Arzneibuch** (DAB 2009) „ein totes oder lebendes Material in einen Zustand zu versetzen, in dem es nicht mehr infizieren kann." Eine Desinfektion hat zum **Ziel, krankmachende Keime zu reduzieren und/oder abzutöten.** Je nach Einsatzort werden **Hände-, Flächen- und Instrumentendesinfektionsmittel** unterschieden.

Erläutern Sie die untenstehenden Wirkungsweisen im Zusammenhang mit Desinfektionsmitteln und nennen Sie vier chemische Wirkstoffgruppen.

- bakterizid/bakteriostatisch
- viruzid/virustatisch
- sporozid
- fungizid

17.7 Chemische Desinfektionsmittel

- **bakterizid:** Substanz, die durch Schädigung der Zelle Bakterien abtötet
- **bakteriostatisch:** Substanz, die das Wachstum von Bakterien hemmt
- **viruzid:** Substanz, die durch Schädigung der Zelle Viren abtötet
- **virustatisch:** Substanz, die das Wachstum von Viren hemmt
- **sporozid:** Substanz, die durch Schädigung der Zelle Sporen abtötet
- **fungizid:** Substanz, die durch Schädigung der Zelle Pilze abtötet

Chemische Wirkstoffgruppen

- Aldehyde
- Alkohole
- Biguanide
- Halogene
- Iodophore
- Oxidationsmittel
- Phenole und Phenolderivate
- sonstige

Umgang mit Desinfektionsmitteln → K 107

17 Pflegesituation Infektionen

17.8 Umgang mit Desinfektionsmitteln

Die Anforderungen an Desinfektionsmittel sind hoch. Sie sollen ein **breites Wirkstoffspektrum** haben, **rasch, verträglich** und **zuverlässig** wirken, **keine Geruchsbelästigung, Materialbeschädigung** oder **Hautsensibilisierung** zur Folge haben und **umweltverträglich** sein. Da alle Anforderungen in einem Mittel nicht erfüllt werden können, gibt es jeweils ausgesuchte Lösungen.

Ordnen Sie den Wirkstoffgruppen die Anwendungsbereiche zu.

Wirkstoffgruppe	Anwendungsgebiete
Aldehyde, z. B. Formaldehyd	
Alkohole, z. B. Ethanol, Isopropanol	
Biguanide, z. B. Chlorhexidin	
Iodophore, z. B. PVP-Iod	
Oxidationsmittel, z. B. Wasserstoffperoxid	

Tab. 17.3a Wirkstoffgruppen und Anwendungsgebiete

17.8 Umgang mit Desinfektionsmittel

Wirkstoffgruppe	Anwendungsgebiete
Aldehyde, z. B. Formaldehyd	Instrumente, Flächen
Alkohole, z. B. Ethanol, Isopropanol	Hände, Haut, kleine Flächen
Biguanide, z. B. Chlorhexidin	Wunde, Schleimhaut
Iodophore, z. B. PVP-Iod	Haut, Hände, Schleimhaut
Oxidationsmittel, z. B. Wasserstoffperoxid	Wäsche, Instrumente

Tab. 17.3b Wirkstoffgruppen und Anwendungsgebiete

Ergänzung

- Händedesinfektionsmittel: Sterillium®, Desderman® (Basiswirkstoff: Alkohole)
- Haut-/Schleimhautdesinfektionsmittel: Kodan® (Alkohole), Betaisodona® (PVP-Iod)

Eine Liste der geprüften Desinfektionsmittel wird regelmäßig von der deutschen Gesellschaft für Hygiene und Mikrobiologie e.V. (dghm) herausgegeben.

18 Pflegesituation Magen- und Darmerkrankungen

18.1 Magen- und Duodenalulkus

Das **Magen- bzw. Zwölffingerdarmgeschwür** ist eine häufige Erkrankung des Gastrointestinaltraktes. Ursachen sind hauptsächlich Infektionen mit dem Helicobacter pylori-Bakterium, aber auch der übermäßige Zigaretten- und Alkoholkonsum sowie die regelmäßige Einnahme von nichtsteroidalen Antirheumatika (NSAR), wie z. B. Ibuprofen und Aspirin®. Aber auch Stress und emotionale Belastungen können fördernd wirken.

Erläutern Sie die Wirkung der folgenden Arzneimittel und beschreiben Sie, was unter dem Begriff Eradikation zu verstehen ist.

- **Antazida**
- **Protonenpumpenhemmer**
- **Schleimhautprotektiva**
- **H_2-Blocker**

18.1 Magen- und Duodenalulkus

Antazida

- basische Salze (z. B. Magnesium-, Aluminiumhydroxid, Silikate)
- reagieren mit den Protonen des Magensaftes, der ph-Wert wird angehoben und die Magensäure neutralisiert

Protonenpumpenhemmer hemmen die Säureproduktion.

Schleimhautprotektiva (Misoprostol, Sucralfat):

- Misoprostol stimuliert die Bikarbonat- und Schleimsekretion
- Sulcrafat vernetzt sich im Magensaft zu einer Art Schutzfilm

H_2-Blocker (H_2-Rezeptorantagonisten; Antihistaminika) binden sich an die H_2-Rezeptoren der Belegzellen und blockieren die Säuresekretion.

Eradikation (= Ausrottung): Therapieschema (Tripeltherapie) zur Ausrottung des Siedelungsbefalls durch Helicobacter pylori: Protonenpumpenblocker (z. B. Antra®) plus zwei Antibiotika (z. B. Amoxicillin® und Clont®)

H_2-Blocker → Allergien K 133

18 Pflegesituation Magen- und Darmerkrankungen

18.2 Magen- und Darmerkrankungen – Verabreichung und Beobachtung

Die medikamentöse Therapie hat oft das **Ausheilen** einer **Ulkuserkrankung** zur Folge. Wichtig für die Patienten sind jedoch die **Einnahmehinweise,** da die einzelnen Medikamente besser im Nüchternzustand oder während der Mahlzeiten ihre Wirkung entfalten.

Erläutern Sie, welche Verabreichungshinweise für den Patienten notwendig sind und auf welche unerwünschten Wirkungen im Rahmen einer Ulkustherapie geachtet werden muss.

18.2 Magen- und Darmerkrankungen – Verabreichung und Beobachtung

Antazida

- nicht über die Magensonde geben, verklumpen/verschließen die Sonde, behindern die Resorption vieler AM (z. B. Digitalispräperate), 2 Stunden vor/nach der Mahlzeit
- aluminiumhaltige Präparate → Obstipation, magnesiumhaltige Präparate → Diarrhoe, Silikate → Gefahr von Nierensteinen

Protonenpumpenhemmer

- werden in magensaftresistenter Form 1× morgens eingenommen, nicht mörsern
- Durchfall, Kopfschmerzen, Schwindel

Schleimhautprotektiva (Misoprostol, Sucralfat)

- Misoprostol wird während bzw. unmittelbar nach den Mahlzeiten eingenommen, Sucralfat möglichst auf leeren Magen
- Misoprostol → krampfartige Bauchschmerzen, Diarrhoe, Sucralfat → evtl. Obstipation

H_2-Blocker

- werden meist 1× tgl. abends eingenommen
- Durchfall/Verstopfung, Kopfschmerzen, Schwindel

Ergänzung

Misoprostol ist aufgrund seiner uteruskrampfauslösenden Wirkung bei Schwangeren kontraindiziert, ebenso bei Stillenden, da der Stoff muttermilchgängig ist.

18 Pflegesituation Magen- und Darmerkrankungen

18.3 Übelkeit und Erbrechen

Übelkeit und **Erbrechen** können vielfältige Ursachen haben. Beispiele sind das **schwangerschaftsinduzierte** Erbrechen *(Hyperemesis gravidarum)*, **Infektionen** des Magen-Darm-Traktes oder unerwünschte Wirkungen der **Zytostatikatherapie.** Die **Gefahr** liegt in einem **Volumenmangel** und Störungen des Elektrolyt- und Wasserhaushaltes. Antiemetika sind Arzneimittel, die Übelkeit und Erbrechen unterdrücken.

Ordnen Sie den beiden häufig eingesetzten Antiemetika Paspertin® und Vomex® die nachfolgenden Beschreibungen zu.

- Prokinetikum, Metoclopramid
- H_1-Antagonist, Dimenhydrinat
- Dopamin-Antagonist
- zentrale Wirkung
- unerwünschte Wirkung: Schläfrigkeit, Benommenheit, Mundtrockenheit, Lichtempfindlichkeit der Haut, Tachykardie
- unerwünschte Wirkung: Durchfall, Müdigkeit, Schwindel, Ruhelosigkeit
- fördert die Magenmotilität
- Anwendung in der Schwangerschaft (Arztrücksprache), nicht in der Stillzeit

18.3 Übelkeit und Erbrechen

Paspertin®
- Prokinetikum, Metoclopramid
- Dopamin-Antagonist
- unerwünschte Wirkung: Durchfall, Müdigkeit, Schwindel, Ruhelosigkeit
- fördert die Magenmotilität
- Anwendung in der Schwangerschaft (nur nach Arztrücksprache), nicht in der Stillzeit

Vomex®
- H_1-Antagonist; Dimenhydrinat
- zentrale Wirkung
- unerwünschte Wirkung: Schläfrigkeit, Benommenheit, Mundtrockenheit, Lichtempfindlichkeit der Haut, Tachykardie
- Anwendung in der Schwangerschaft (nur nach Arztrücksprache), nicht in der Stillzeit

Ergänzung
Bei Übelkeit und Erbrechen während der Zytostatikatherapie werden heutzutage 5-HT3-Antagonisten (Setrone), wie Zofran®, und/oder Neurokinin-1-Reptor-Antagonisten (NK1R), wie Emend®, prophylaktisch eingesetzt.

18 Pflegesituation Magen- und Darmerkrankungen

18.4 Diarrhoe

Antidiarrhoika sind Medikamente, die **gegen Durchfall** und zum **Wiederaufbau der Darmschleimhaut** eingesetzt werden. Sie dicken u.a. den Stuhl ein und verringern die Stuhlfrequenz. Grundsätzlich sollte die Behandlung abhängig von der Ursache der Diarrhoe erfolgen.

Beschreiben Sie, wie die nachfolgenden Wirkstoffgruppen einer Diarrhoe entgegenwirken, und nennen Sie ein Beispiel.

- **adsorbierende Mittel**
- **Gerbstoffe**
- **Hefepilze**
- **Opioide/Loperamid**

18.4 Diarrhoe

Antidiarrhoika funktionieren über folgende Mechanismen:

- **adsorbierende Mittel:** binden Wasser und toxische Stoffe im Darm, z. B. Kohle Compretten®
- **Gerbstoffe:** dicken den Stuhl ein, bilden einen Schutzfilm auf der Darmwand, z. B. Tannacomp®
- **Hefepilze:** Nachbehandlung und Wiederherstellung der physiologischen Darmflora, z. B. Perenterol®
- **Opioide/Loperamid:** Darmmotilität hemmende und Passagezeit verlängernde Stoffe, z. B. Imodium®

Ergänzung

Wichtig ist ein ausgeglichener Wasser- und Elektrolythaushalt, insbesondere bei Säuglingen und alten Menschen.
Bei einer bakteriellen Diarrhoe ist die Gabe von Imodium® kontraindiziert, da die Motilität herabgesetzt wird und die Bakterien länger im Darm verweilen.
Antibiotika werden nur nach Erregernachweis eingesetzt.
Bei Durchfallerkrankungen werden viele AM nur unvollständig resorbiert, z. B. Kontrazeptiva *(Verhütungsmittel)*.

18 Pflegesituation Magen- und Darmerkrankungen

18.5 Obstipation

Unter einer **Obstipation** wird die **zu seltene, schmerzhafte Ausscheidung von Stuhl,** weniger als 2–3 ×/Woche, bei normaler Nahrungszufuhr bezeichnet. **Ursachen** können z. B. mangelnde Bewegung, unzureichende Flüssigkeitsaufnahme und obstipationsfördernde Ernährung sein.

Erläutern Sie den Begriff Laxanzien und nennen Sie vier verschiedene Wirkstoffgruppen mit einem Beispiel.

18.5 Obstipation

Laxantien sind Medikamente, die die Ausscheidung fördern. Sie funktionieren über folgende Mechanismen:

- **Quellstoffe:** müssen mit viel Flüssigkeit aufgenommen werden, quellen dann im Darm auf, ↑ Volumen, Dehnung der Darmwand, reflektorische Defäkation = ↑ Motilität, z. B. Weizenkleie, Leinsamen, Laxiplant®
- **osmotisch wirkende Stoffe:** ziehen Flüssigkeiten aufgrund von Konzentrationsgefällen über eine semipermeable Membran in den Darm, ↓ Stuhleindickung, z. B. Glauber-/Bittersalz, Macrogol, Lactulose/Bifiteral®
- **Hydragoga; resorptions- und sekretionsbeeinflussende Abführmittel:** führen zu vermehrten Wassereinstrom in den Darm; z. B. X-Prep®, Laxoberal®, Dulcolax®
- **Gleitmittel:** machen den Stuhl gleitfähiger und weicher, z. B. Paraffinöl (wird heutzutage eher kritisch betrachtet; Gefahr der Fremdkörperreaktion sowie Verringerung der Resorption lipophiler AM und fettlöslicher Vitamine)
- rektal angewendete Zubereitungsarten enthalten Glycerin oder Salze, z. B. Klysma

18 Pflegesituation Magen- und Darmerkrankungen

18.6 Edukation bei Patienten mit chronischer Obstipation

Von einer **chronischen Obstipation** spricht man, wenn die Symptome der Obstipation **länger als drei Monate** bestehen. Zur Stuhlentleerung ist ein starkes Pressen erforderlich, und oft bleibt das Völlegefühl bestehen.

Lesen Sie sich das nachfolgende Fallbeispiel durch und nennen Sie Informations- und Beratungsinhalte im Gespräch mit der Patientin.

Frau M. ist 76 Jahre alt und wurde aufgrund einer Oberschenkelhalsfraktur operiert. Seit sie die Totalendoprothese hat, bewegt sie sich nur wenig und hat Angst, noch einmal zu stürzen. Seit der Operation vor einigen Monaten leidet die Patientin unter wiederkehrender Obstipation mit schmerzhaften Stuhlentleerungen. Daraufhin hatte sie ihre Ernährung eingeschränkt und regelmäßig „Leinsamenquark" zu sich genommen. Jetzt wird sie mit der Diagnose Koprostase in die Klinik eingeliefert.

18.6 Edukation bei Patienten mit chronischer Obstipation

Koprostase: Stauung von Kot im Dickdarm, häufig Kotsteine

Informations- und Beratungsinhalte

- Ursachen für die Obstipation klären (häusliche Situation)
- Sicherheit im Umgang mit der Totalendoprothese durch Physiotherapie, Bewegungstraining, Seniorensport (Schwimmen, Gymnastik etc.)
- viel trinken – auch bei herabgesetztem Durstgefühl im Alter (mind. 1,5 l/24 Std.)
- abführend unterstützende Ernährung: eingelegte Pflaumen, Rhabarber, Sauerkraut
- ballaststoffreiche Ernährung: Vollkornbrot, -nudeln, -reis, Müsli → jeweils viel trinken!
- Auch Quellstoffe, wie Leinsamen, müssen mit viel Flüssigkeit aufgenommen werden, sonst besteht die Gefahr eines Darmverschlusses *(Ileus)*.
- Anleitung zur Darmmassage

Ergänzung

Bei einem Missbrauch von Abführmitteln kann es durch eine Verminderung des Defäkationsreizes und der Schädigung der Darmschleimhaut zu einer chronischen Verstopfung kommen.

Obstipation → K 112

19 Pflegesituation Stoffwechselerkrankungen

19.2 Behandlung mit Insulin

Insuline unterscheiden sich in ihrer **Wirkungsdauer** sowie der **Stärke und Schnelligkeit der Initialwirkung** *(Zeitpunkt des Wirkungseintritts)*. Diese Zeitspanne wird für den Diabetiker durch den **Spritz-Ess-Abstand** deutlich. Subkutan verabreichtes Insulin wird langsam, aber kontinuierlich resorbiert und ins Blut abgegeben. Intravenös verabreichtes Insulin wird sofort abgebaut und muss als Dauerinfusion gegeben werden.

Füllen Sie die leeren Spalten der Tabelle aus.

Insuline	Einsatzgebiete
Normal-/Altinsulin	
Basal- oder Verzögerungsinsulin	
Insulinanaloga (gentechnisch hergestellte Insuline)	
Insulinkombinationen	
langwirksame Insuline	

Tab. 19.1a Insulinarten

19.2 Behandlung mit Insulin

Insuline	Einsatzgebiete
Normal-/Altinsulin	Therapieeinstellung Typ I-Diabetes; Einsatz auch bei Hyperglykämien von Schwangeren und dem diabetischen Koma (i.v.), kurz wirksam
Basal- oder Verzögerungsinsulin	für Diabetiker mit stabiler Stoffwechsellage, verzögerte Freisetzung, längere Wirkdauer
Insulinanaloga (gentechnisch hergestellte Insuline)	als schnell wirkende Analoga: rascher Wirkungseintritt, kürzere Wirkdauer, kein Spritz-Ess-Abstand mit verzögerter Wirkung: seltener Hypoglykämien
Insulinkombinationen	Kombinationspräparat von Normal- und Verzögerungsinsulin in einem festen Mischverhältnis, wird in %-Angabe auf der Flasche angegeben
langwirksame Insuline	Sehr langwirksame Insuline (› 24 Std.); nur für Diabetiker mit sehr stabiler Stoffwechsellage geeignet

Tab. 19.1b Insulinarten

19 Pflegesituation Stoffwechselerkrankungen

19.3 Lagerung und Verabreichung von Insulin

Insuline werden nach **internationalen Einheiten (IE)** dosiert. Während **Insulinpens** 100 IE Insulin pro ml enthalten, befinden sich in einer Insulin **Fertigampulle** 40 IE ml. Dies gilt es bei der Verabreichung zu bedenken.

Nennen Sie weitere Lagerungs- und Verabreichungshinweise im Umgang mit Insulin.

19.3 Lagerung und Verabreichung von Insulin

Lagerungshinweise
- Insulinflaschen und Pens im Kühlschrank lagern, bei Anbruch Datum vermerken
- nach Anbruch bei Zimmertemperatur 3–4 Wochen haltbar (s. Herstellerangaben)
- Luftblasen durch Temperaturschwankungen sind vor der Injektion zu entfernen

Verabreichungshinweise
- Spritz-Ess-Abstand (außer bei schnell wirkenden Insulinanaloga) beachten
- ausschließlich subkutane Injektion, am besten in den Bauch (wechselnde Injektionsstellen = Spritzkalender!)
- Insulinsuspension (Mischinsuline und Verzögerungsinsulin) vor Entnahme vermischen (Flaschen rollen, PEN kippen, nicht schütteln)

Ergänzung

1 IE Normalinsulin senkt den Blutzucker bei Erwachsenen **durchschnittlich** um ca. 30–50 mg/dl.
1 BE (Broteinheit) sind 10–12 g Kohlenhydrate und heben dagegen den Blutzucker um ca. 30–50 mg/dl (z. B. 2 Plättchen Dextro Energen® bzw. 100 ml Apfelsaft).
Ziel einer Diabetesschulung ist der selbstständige verantwortungsvolle Umgang mit der Erkrankung und das Erlernen eines individuellen Therapieschemas mit Kontrolle der Blutzuckerwerte.

19 Pflegesituation Stoffwechselerkrankungen

19.4 Verhalten bei Blutzuckerentgleisungen

Diabetiker lernen in speziellen Schulungen, **Entgleisungen** ihres **Blutzuckers** frühzeitig zu **erkennen** und zielgerichtet zu **intervenieren.** Im Extremfall kann es zu einer Schocksituation oder zu einem Koma kommen.

Füllen Sie die leeren Spalten der Tabelle aus.

	hypoglykämischer Schock	hyperglykämisches Koma
Symptome		
Maßnahmen		

Tab. 19.2a Blutzuckerentgleisungen und Maßnahmen

19.4 Verhalten bei Blutzuckerentgleisungen

	hypoglykämischer Schock	hyperglykämisches Koma
Symptome	• beginnt rasch mit Heißhunger, Tremor, Angst, Unruhe, Schweißausbrüchen, psychischen Veränderungen (Reizbarkeit, Verwirrtheit), Bewusstseinsveränderungen • evtl. zerebrale Krampfanfälle oder neurologische Ausfälle, Kreislaufkollaps	• beginnt langsam über Tage mit starkem Durst, Polyurie, Schwäche, Übelkeit, Erbrechen, vertiefter (Kussmaul-)Atmung, trockener exsikkierter Haut, ggf. Fieber, Bauchschmerzen. • ketoazidotisches bzw. hyperosmolares Koma
Maßnahmen	• Blutzuckerkontrolle, Gabe von rasch resorbierbaren Kohlenhydraten: Traubenzucker, Fruchtsäfte • Glucagon-Fertigampulle i.m. oder s.c. oder 10 %–40 % Glucose i.v. nach AV	• Kontrolle von Blutzucker, Elektrolyte, Blutgasanalyse etc. • Volumensubstitution i.v., ZVD Kontrolle • Altinsulin i.v. über Perfusor; Kaliumzufuhr; ggf. Bicarbonat • Heparin

Tab. 19.2b Blutzuckerentgleisungen und Maßnahmen

19 Pflegesituation Stoffwechselerkrankungen

19.5 Schilddrüsenerkrankungen

In der **Schilddrüse** werden die **Hormone T3 (Liothyronin)** und **T4 (L-Thyroxin)** gebildet. **T4** als sog. **Prohormon** wird erst im Körper in seine Wirkform T3 überführt. Die Schilddrüsenhormone steuern in fast allen Organen wichtige Funktionen. Sie wirken auf den Stoffwechsel, regulieren den Grundumsatz und die Wärmeproduktion. Die beiden **häufigsten Erkrankungen** betreffen die Über- *(Hyperthyreose)* und Unterfunktion *(Hypothyreose)* der Schilddrüse.

Beantworten Sie die nachfolgenden Fragen.

1. Wann werden Schilddrüsenhormone gegeben, und welche Einnahmehinweise müssen beachtet werden?
2. Nennen Sie drei Nebenwirkungen der Schilddrüsenhormone.
3. Welche Wechselwirkungen sind Ihnen bekannt?
4. Wann werden Thyreostatika eingesetzt und welche Funktion üben sie aus?

19.5 Schilddrüsenerkrankungen

1 Schilddrüsenhormone werden bei einer **Hypothyreose** eingesetzt (z. B. Levothyroxin, Euthyrox®), sollen nüchtern, ca. eine halbe Stunde vor dem Frühstück, eingenommen werden (ansonsten unzureichende Resorption).
2 UW: z. B. Herzrhythmusstörungen, Schwitzen, Schlaflosigkeit, Hypertonie, Unruhe
3 WW: z. B. Schilddrüsenhormone fördern den Insulinabbau, verstärken die Wirkung von Antikoagulantien (z. B. Marcumar®), Sojaprodukte können die Wirkung von Levothyroxin verringern
4 Thyreostatika werden bei der **Hyperthyreose** eingesetzt. Sie greifen an unterschiedlichen Stellen der Hormonbildung und -freisetzung an.

Ergänzung

Zur ausreichenden Funktion der Schilddrüsenfunktion ist die Zufuhr von Jod notwendig. Hormone der Nebenschilddrüse sind Calcitonin und Parathormon. Calcitonin wird zu therapeutischen Zwecken bei Hyperkalziämie und Schmerzen infolge von Osteoporose und Tumorerkrankungen eingesetzt. Gegenspieler ist das Parathormon zur Regelung des Calcium- und Phosphathaushaltes.

19 Pflegesituation Stoffwechselerkrankungen

19.6 Hormontherapie mit Sexualhormonen

Sexualhormone gehören zu der **Gruppe** der **Steroidhormone.** Sie bewirken die Ausbildung der Geschlechtsfunktion und der Fortpflanzung. Ihre **Antagonisten** *(Gegenspieler)* verhindern oder schwächen die Wirkung der Sexualhormone ab.

Ordnen Sie die nachfolgenden Aussagen den Wirkstoffgruppen der Androgene, Östrogene und Gestagene zu.

- … werden zur Vorbeugung der Osteoporose in der Postmenopause eingesetzt.
- … werden hauptsächlich beim männlichen Androgenmangel eingesetzt (z. B. Impotenz, Störungen der Spermienbildung).
- … werden bei Beschwerden wie der Dysmenorrhoe und dem prämenstruellen Syndrom eingesetzt, ggf. auch in den Wechseljahren.
- … werden zur Empfängnisverhütung gegeben.
- … werden bei Beschwerden in den Wechseljahren eingesetzt.
- … werden bei einer Ovarektomie gegeben und können zum Bartwuchs oder zum Stimmbruch führen.

19.6 Hormontherapie mit Sexualhormonen

- **Östrogene** werden zur Vorbeugung der Osteoporose in der Postmenopause eingesetzt.
- **Testosterone** werden hauptsächlich beim männlichen Androgenmangel eingesetzt (z. B. Impotenz, Störungen der Spermienbildung).
- **Gestagene** werden bei Beschwerden wie der Dysmenorrhoe und dem prämenstruellen Syndrom eingesetzt, ggf. auch in den Wechseljahren.
- **Östrogene** und **Gestagene** werden zur Empfängnisverhütung gegeben.
- **Östrogene** werden bei Beschwerden in den Wechseljahren eingesetzt.
- **Androgene** werden bei einer Ovarektomie gegeben und können zum Bartwuchs oder zum Stimmbruch führen.

Ergänzung

Bei östrogenabhängig wachsenden Tumoren (v.a. Mammakarzinom) werden vor den Wechseljahren Antiöstrogene und nach Eintritt des Klimakteriums Aromatasehemmer eingesetzt.
Empfängnisverhütung: ausschließlich Gestagene = Minipille (Monopräparat), Gestagene und Östrogene = Mikropille (Kombinationspräparat)

19 Pflegesituation Stoffwechselerkrankungen

19.7 Cortisontherapie

Zu den **Steroidhormonen,** die in der Nebennierenrinde gebildet werden, gehören auch Glucocorticoide und Mineralcorticoide. Während **Mineralcorticoide** vor allem den **Wasser- und Mineralhaushalt** des Körpers beeinflussen (z. B. Aldosteron), haben **Glucocorticoide** vor allem Einfluss auf den **Stoffwechsel.** Weiterhin wirken sie immunsuppressiv und antiphlogistisch.

Nennen Sie Indikationen für den Einsatz von Glucocorticoiden.

Erläutern Sie weiterhin, worauf Patienten, die systemisch Glucocorticoide erhalten, besonders beobachtet werden müssen.

19.7 Cortisontherapie

Indikationen für Glucocorticoide, z. B.: Allergien, Erkrankungen des rheumatischen Formenkreises, Gicht, Entzündungen, Hauterkrankungen, Asthma bronchiale, Bronchitis, COPD, Nebenniereninsuffizienz

Beobachtung auf

- Teerstuhl (blutende Magen-, Darmgeschwüre)
- Temperatur (Infektanfälligkeit), Hautzustand (Wundheilungsstörungen)
- Gewichtskontrolle, Flüssigkeitsbilanz (Flüssigkeitsretention)
- ausreichende eiweiß-, calcium- und kaliumreiche sowie salzarme Kost (Stoffwechselveränderungen), kalorienarme Kost (Appetitsteigerung)
- Cushing-Syndrom: Stammfettsucht, Rundgesicht, Gesichtsrötungen, Knochenschmerzen, Muskelschwäche, psychische Veränderungen

Ergänzung

Orale Glucocorticoide sollten wegen der Anpassung an den körpereigenen Rhythmus der Cortisolausschüttung morgens vor 8 Uhr verabreicht werden.

- längerfristig gegebene Glucocorticoide unter ärztlicher Kontrolle langsam reduzieren
- Abschwächung der Blutzuckersenkung bei gleichzeitiger Gabe von Antidiabetika sowie Verstärkung der Wirkung der Herzglycoside

20 Pflegesituation neurologische Erkrankungen

20.1 Morbus Parkinson

Bei der **Parkinsonschen Krankheit** kommt es aufgrund eines **Mangels an Dopamin** und eines Überschusses an Acetylcholin zu einem **Ungleichgewicht der Neurotransmitter.** Hauptsymptome sind Akinese *(Bewegungsarmut)*, Tremor *(Zittern)* und Rigor *(Steifheit)*. Hinzu kommen vegetative Symptome; „Salbengesicht", Schwitzen, eine Erhöhung des Speichel- und Tränenflusses sowie psychische Störungen (Depressionen).

Erläutern Sie die Wirkung der zur Verfügung stehenden Wirkstoffgruppen, die bei dem Krankheitsbild Morbus Parkinson eingesetzt werden.

20.1 Morbus Parkinson

- **L-Dopa:** Substitution von Dopamin wegen Überwindung der Blut-Hirn-Schranke nicht möglich, deshalb wird die Aminosäurevorstufe L-Dopa verabreicht. Umbau durch das Enzym Dopa-Decarboxylase. Dies soll aber erst im Gehirn wirken und wird daher durch die Descarboxylaseblocker in der Peripherie gehemmt. **L-Dopa wird immer in Kombination mit Descarboxylasehemmern verabreicht.**
- **COMT-Inhibitoren:** Reduktion des L-Dopa-Abbaus, sinnvolle Möglichkeit zur Kombination mit L-Dopa
- **Dopaminagonisten:** Stimulation der Dopaminrezeptoren
- **Glutamatantagonisten:** Amantadin ist der Gegenspieler des Glutamats, hemmt den Abbau von Dopamin, (Mittel der Wahl in einer akinetischen Krise, i.v. Applikation)
- **Monoaminoxidase-B-Hemmer (MAO-B-Hemmer):** hemmen den Abbau von Dopamin
- **anticholinerge AM:** hemmen die Freisetzung von Acetylcholin

Ergänzung

Die Kombination der Arzneimittelsubstanzen erhöht v.a. die Dauer der Wirksamkeit.

On-Off Phänomen: nach L-Dopa-Langzeitbehandlung kann der günstige Therapieeffekt *(On-Phänomen)* plötzlich umschlagen: ↑ Akinese, ↑ Rigidität *(Off-Phänomen)*

Akinetische Krise: lebensbedrohliche Komplikation: plötzliche Bewegungsunfähigkeit

20 Pflegesituation neurologische Erkrankungen

20.2 Anti-Parkinson-Mittel – Verabreichung und Beobachtung

Arzneimittel, die bei dem Krankheitsbild **Morbus Parkinson** zur Verfügung stehen, werden oft „einschleichend" verabreicht. Die **langsame Steigerung** bis zur Maximaldosis reduziert Nebenwirkungen. Bei Langzeittherapien tritt ein Wirkungsverlust ein.

Nennen Sie Beispiele, um Patienten und ihre Angehörigen über den Umgang mit Parkinson-Medikamenten und Beobachtungen hinsichtlich unerwünschter Wirkungen zu informieren.

20.2 Anti-Parkinson-Mittel – Verabreichung und Beobachtung

- rechtzeitige Einnahme der Medikamente vor dem Aufstehen
- Levodopa (L-Dopa) steht als Kapsel oder Tablette in schnell wirkender Form bzw. als Retardmedikament zur Verfügung. Wegen der hohen Eiweißbindung sollen die AM 30 Min. vor oder 90 Min. nach der Mahlzeiten eingenommen werden. Retardmedikamente kommen häufig bei Therapie nächtlicher Akinese zum Einsatz.
- Dopaminagonisten können zu vermehrter Tagesmüdigkeit und rasch auftretenden Einschlafphasen führen. Dies ist wichtig für Autofahrer (hohe Unfallgefahr). Die Information muss auch bei Dosiserhöhung erfolgen.
- Impulskontrollstörungen sind schwerwiegende Komplikationen einer dopaminergen Therapie, z. B. pathologisches Ess-/Kaufverhalten oder Hypersexualität.
- in der späteren Krankheitsphase: plötzlicher Wirkungsverlust. Beginnt oft mit Übelkeit → Gabe von Domperidon, Motilium (Dopaminantagonist)

Unerwünschte Wirkungen: Dyskinesien, Magen-Darm-Beschwerden, Psychosen, Mundtrockenheit, Tachykardie, Müdigkeit, Sehstörungen etc.

Ergänzung

Zusätzlich erhalten die Patienten Physiotherapie. Zur Bewältigung der Alltagskompetenz sind kontinuierliche Bewegungs-, Sprach- und Schreibübungen notwendig.

20 Pflegesituation neurologische Erkrankungen

20.3 Epilepsie

Epilepsien sind **wiederholt spontan auftretende zerebrale Krampfanfälle.** Es handelt sich um eine **chronische Erkrankung** unterschiedlicher Ätiologie mit verschiedenen Formen der Anfälle. **Antiepileptika** senken die Erregbarkeit der Nervenzellen und die Erregungsausbreitung.

Nennen Sie Grundsätze der Therapie mit Antiepileptika (Antikonvulsiva) und häufige unerwünschte Wirkungen.

20.3 Epilepsie

- prophylaktischer Einsatz bei mehr als zwei Anfällen pro Jahr
- niedrig dosierte Verabreichung
- langsame Steigerung, bis keine Anfälle mehr auftreten
- Monotherapie anstreben, um unerwünschte Wirkungen zu vermeiden
- exakte Dosierung aufgrund geringer therapeutischer Breite (Blutspiegelkontrollen)
- regelmäßige Einnahme ohne zeitliche Verzögerung
- nach 3–5-jähriger Anfallsfreiheit wird meist ein „Ausschleichversuch" probiert

Antiepileptika haben sehr viele unerwünschte Wirkungen, die viele Patienten davon abhält, diese AM regelmäßig einzunehmen: zentrale Dämpfung, Einschränkung des Reaktionsvermögens, Sedierung, Störung des Bewegungsablaufs, Allergien etc. Weiterhin kommt es zu häufigen WW mit anderen AM.

Ergänzung

Patienten sollten Anfallskalender mit sich führen und Anfall verursachende Faktoren beobachten bzw. vermeiden (Alkoholkonsum, Discobesuche, Stress, ungeregelter Schlaf-Wachrhythmus).

Status epilepticus → Verhalten bei einem Krampfanfall → K 124

20 Pflegesituation neurologische Erkrankungen

20.4 Verhalten bei einem Krampfanfall

Wenn ein **epileptischer Anfall** außergewöhnlich **lange dauert** oder das **Intervall** mehrerer hintereinander vorkommender Anfälle **sehr kurz** ist und keine Erholung auftreten kann, spricht man von einem **Status epilepticus.** Dieser kann bei allen Anfallsarten vorkommen und zu schweren Schädigungen führen.

Lesen Sie sich das Fallbeispiel durch und beschreiben Sie Ihr Handeln.

Frau K. ist 27 Jahre alt, Studentin und jobbt nebenbei in einem Musikclub. In den letzten Monaten hatte Frau K. schon zweimal einen epileptischen Anfall. Sie wurde nun zur näheren Diagnostik und medikamentösen Einstellung in die Klinik aufgenommen. Während Ihres Spätdienstes ereignet sich der nächste epileptische Anfall.

20.4 Verhalten bei einem Krampfanfall

- Arzt sofort rufen (lassen), Patientin nicht allein lassen, Sicherheit gewährleisten, Selbstgefährdung ausschließen
- AM nach AV vorbereiten, i.v.-Gabe durch den Arzt, z. B. Benzodiazepine: Diazepam (Valium®), Lorazepam (Tavor®) oder Clonazepam (Rivotril®)
- stabile Seitenlage bis zur Erlangung des Bewusstseins (Aspirationsprophylaxe)
- evtl. Unterstützung bei der Körperpflege, falls Patientin inkontinent war
- Beobachtung und Dokumentation: Anfallstyp, -verlauf, -dauer und Verhalten nach dem Anfall. Eine Amnesie hinsichtlich des Krampfanfalls ist möglich.

Status epilepticus zusätzlich

- Notfallkoffer/-wagen bereit halten (Intubationsbesteck, Guedel-Tubus)
- venösen Zugang legen lassen, ergänzend ein Antiepileptikum (z. B. Phenytoin i.v.) für die Zeit der Intensivüberwachung (ca. 30–60 Min.) bereithalten
- Sauerstoffgabe nach AV (ca. 4–6 l/Min.), Blutgasanalyse
- ggf. Intubation und Beatmung

Ergänzung

Das Schieben eines Gummikeils in den Mund wird heute nicht mehr empfohlen, da der Zungenbiss meist schon stattgefunden hat.

20 Pflegesituation neurologische Erkrankungen

20.5 Demenz

Die **Demenz** ist eine **degenerative Hirnerkrankung** und bezeichnet den **erworbenen fortschreitenden Verlust kognitiver Funktionen.** Die Ätiologie ist sehr unterschiedlich. Es kommt zu ausgeprägten Störungen des abstrakten Denkens und des Erinnerungsvermögens. Am häufigsten kommt der Alzheimer-Typ vor.

In der medikamentösen Therapie werden häufig Antidementiva eingesetzt. Erläutern Sie deren Wirksamkeit und nennen Sie unerwünschte Wirkungen, die Sie bei den Patienten beobachten können.

20.5 Demenz

Diskutiert wird eine Verbesserung der Mikrozirkulation und des Energieangebotes im zentralen Nervensystem. Der klinische Nutzen ist fraglich, es gibt derzeit keine aussagekräftigen Studien. Einzig die Acetylcholinesterasehemmer und NMDA-Rezeptor-Antagonisten, z. B. Memantin®, werden in Leitlinien zur Behandlung der Demenzformen angegeben. Die AM sollten ca. 6 Monate eingenommen werden, bei unbefriedigender Wirkung ist das AM zu wechseln.
Zu den pflanzlichen Antidementiva zählen Gingko-Extrakte (s. Leitlinien).
Unerwünschte Wirkungen: Unruhe, Schwindel, Übelkeit, Erbrechen, Kopfschmerzen, Müdigkeit, Verwirrtheit, Verstopfung

Ergänzung

Gingko oder Pentoxifyllin (Trental®, wirkt durchblutungssteigernd) werden auch als Nootropika bezeichnet. Nootropika sind im weitesten Sinne AM, Nahrungsergänzungsmittel oder andere Substanzen, denen ein positiver Effekt auf das zentrale Nervensystem zugeschrieben wird.
www.patientenleitlinien.de

20 Pflegesituation neurologische Erkrankungen

20.6 Apoplex

Der **Apoplex** *(zerebraler Insult, Schlaganfall)* entsteht als **Folge** eines **ischämischen Infarktes im Gehirn durch Gefäßverschluss** (80%) *oder* einer **Hirnblutung** (20%). Die gezielte Versorgung von Apoplex-Patienten in der Akutphase (1–3 Tage) erfolgt auf einer „Stroke unit", einer speziellen (Intensiv-)Station möglichst innerhalb der ersten 24 Stunden nach den ersten Symptomen. **Die Ursache ist grundlegend für die anschließende pharmakologische Therapie!**

Erläutern Sie, mit welchem Ziel diese Arzneimittelgruppen bzw. Wirkstoffe bei der Therapie bzw. Prophylaxe des Schlaganfalls eingesetzt werden.

- **Fibrinolytika**
- **Opioide**
- **Thrombozytenaggregationshemmer**
- **Heparine/Cumarine**
- **Calciumantagonisten, ACE-Hemmer, Betablocker**
- **Osmotherapeutika**
- **Antikonvulsiva**
- **Antihypertensiva**
- **Benzodiazepine**

20.6 Apoplex

- **Fibrinolytika:** Auflösung eines/mehrerer Blutgerinnsel *(Lysetherapie)*
- **Opioide:** Analgesie
- **Thrombozytenaggregationshemmer:** Rezidivprophylaxe bei ischämischem Apoplex
- **Heparine/Cumarine:** Gerinnungshemmung
- **Calciumantagonisten, ACE-Hemmer, Betablocker:** Blutdrucksenkung, Behandlung von Gefäßspasmen
- **Osmotherapeutika:** Diurese bei Hirnödem
- **Antikonvulsiva:** Verhinderung von Krampfanfällen
- **Antihypertensiva:** blutdrucksenkend
- **Benzodiazepine:** Sedierung (Stressreduktion)

Ergänzung

Basistherapie (bei ischämischem Apoplex): Behandlung von Störungen der Atmung, des Herz-, Kreislaufsystems und der Temperatur, Korrektur des Flüssigkeitshaushaltes, Blutzuckerregulation, Thromboseprophylaxe/Vollheparinisierung/Lysetherapie, Hirnödembehandlung, Frührehabilitation sowie Verhinderung weiterer Komplikationen.

Fibrinolytika, Heparine, Cumarine → Gerinnungsaktive Arzneimittel → K 88

21 Pflegesituation psychische Erkrankungen

21.1 Psychopharmaka

Die Psyche des Menschen beeinflussende Arzneistoffe nennt man **Psychopharmaka.** Sie **verbessern Stoffwechselprozesse im Gehirn** und stellen damit das Neurotransmittergleichgewicht wieder her.
Psychopharmaka werden **symptomorientiert** eingesetzt. Die Dosierung erfolgt langsam aufbauend bzw. langsam ausschleichend, um Nebenwirkungen zu minimieren.

Nennen Sie Indikationen für folgende Psychopharmaka und ergänzen Sie die Ausführungen durch ein Ihnen bekanntes Präparat (Handelsname).

- **Neuroleptika (Antipsychotika)**
- **Antidepressiva**
- **Psychostimulanzien**
- **Tranquilizer**

21.1 Psychopharmaka

- **Neuroleptika** (Antipsychotika): schizophrene Psychose, Wahnvorstellungen, Halluzinationen, Manien, Erregungszustände, Entzugssymptomatiken → Atosil®, Haldol®, Zyprexa®
- **Antidepressiva:** Depressionen, Zwangsstörungen, Panikattacken → Saroten®, Cipramil®. Bei manisch-depressiven Psychosen werden sog. Phasenprophylaktika *(Stimmungsstabilisatoren)* gegeben, z. B. Lithium.
- **Psychostimulanzien:** Narkolepsie, ADHS (Aufmerksamkeitsdefizit-Hyperaktivitätssyndrom), Müdigkeit, Antriebssteigerung → Ritalin®
- **Tranquilizer** (Anxiolytika): Angsterkrankungen, Unruhezustände, ergänzend bei Depressionen → Valium®

Ergänzung

Neurotransmitter: Überträgerstoffe an den Synapsen der Nervenzelle (Dopamin, Serotonin, Histamin, Noradrenalin, Acetylcholin, GABA = Gamma-Amino-Buttersäure)

Tranquilizer und Benzodiazepine → Hypnotika und Sedativa I → K 134

Tranquilizer und Depressionen → Unerwünschte Wirkungen → K 128

21 Pflegesituation psychische Erkrankungen

21.2 Unerwünschte Wirkungen

Die **Gabe von Psychopharmaka** macht eine umfassende Behandlung von psychischen Erkrankungen durch Psychotherapien (z. B. Gesprächs-, Verhaltens-, Systemtherapien) oftmals erst möglich. Jedoch steht anfangs eine Vielzahl von **unerwünschten Wirkungen** im Vordergrund, die für den Patienten **zusätzlich sehr belastend** sein können.

Nennen Sie Beispiele für diese unerwünschten Wirkungen von Neuroleptika und Antidepressiva.

21.2 Unerwünschte Wirkungen

- **Neuroleptika**: extrapyramidale Störungen (Dyskinesien, Akathisie, Hypokinese, Rigor, Tremor), Müdigkeit, vegetative Nebenwirkungen (Schwitzen, Mundtrockenheit, Obstipation, Hypotonie), Potenzstörungen, MNS
- bei Zyprexa® auch Appetitsteigerung mit Gewichtszunahme
- **Antidepressiva:** Obstipation, Miktionsprobleme, Mundtrockenheit, Akkomodationsstörungen, Fingertremor
- bei **Lithium** (Hypnorex®) auch gastrointestinale Störungen, Müdigkeit, Gewichtszunahme, Hypothyreose, Durst und Polyurie, Lithiumintoxikation: Zunahme der NW bis hin zu schweren Krampfanfällen, Nierenversagen und Koma

Ergänzung

- **Dyskinesien:** unkontrollierte spontane Bewegungen, oft der Kiefer-/Gesichtsmuskulatur
- **Akathisie:** unkontrollierter Bewegungsdrang
- **Antidepressiva:** Wirkung erst nach 2–4 Wochen, NW treten sofort auf. **Cave:** Anfangs antriebssteigernde Antidepressiva niedrig dosieren und Tranquilizer einsetzen! → K 129
- **Akkomodationsstörungen:** gestörtes Anpassungsvermögen der Augen, z. B. beim Lesen
- **MNS** (Malignes Neuroleptika-Syndrom): Symptomkomplex mit lebensbedrohlichen Komplikationen durch die NW von Neuroleptika (u.a. Agranulozytose)

21 Pflegesituation psychische Erkrankungen

21.3 Umgang mit Psychopharmaka

Eine **kausale medikamentöse Therapie** ist bei psychischen Störungen **nicht möglich.** Ziel ist daher die Stabilisierung des Patienten und die Reduktion der psychischen Symptome. Die **gesellschaftliche Stigmatisierung** der **Psychopharmakatherapie** und die Angst vor den Nebenwirkungen löst jedoch häufig Widerstände bei den Patienten aus.

Erläutern Sie, wie Sie Patienten im Umgang mit Psychopharmaka unterstützen und welche pflegerischen Maßnahmen notwendig werden können.

21.3 Umgang mit Psychopharmaka

- wiederholte Information des Patienten und seiner Angehörigen bzgl. der Therapieziele, Nebenwirkungen der AM und Behandlungsmöglichkeiten
- regelmäßige und pünktliche Abgabe der AM (Tagesstruktur einhalten), anfangs kontrollierte Abgabe mit Überwachung der Einnahme (Getränk anbieten)
- Beobachtung des Allgemeinzustandes und der ggf. späteren selbstständigen verantwortlichen Einnahme der AM

allgemeine pflegerische Maßnahmen

- Unterstützung bei der Körperpflege, Vitalzeichenkontrollen, Bewegung fördern, Obstipationsprophylaxe, regelmäßige Gewichtskontrollen, angemessene Ernährung, Mundspülungen
- **Cave:** bei Antidepressiva Beobachtung des Patienten auf Suizidsignale – die antriebssteigernde Wirkung geht der stimmungsaufhellenden Wirkung voraus
- Beobachtung auf ein MNS sowie Lithiumintoxikationszeichen

Ergänzung

regelmäßige Therapieüberwachung: Blutbild, Urinstatus, Vitalzeichen, EKG, Gewicht
Neuroleptika: anfangs orale Gabe, dann ggf. Umstellung auf Depotpräparat (i.m.)
MNS, Lithiumintoxikation → Unerwünschte Wirkungen → K 128

22 Arzneimittel bei ausgewählten Erkrankungen

22.1 Rheuma

Wenn von **Rheuma** gesprochen wird, sind die **Krankheiten des rheumatischen Formenkreises** gemeint. Dazu gehören z. B. die chronische Polyarthritis, Kollagenosen, Arthrosen und Stoffwechselerkrankungen, wie Gicht. Leitsymptome sind **reißende, ziehende Schmerzen der Gelenke, der Muskeln und des Bindegewebes.**
Antirheumatika sind AM zur Behandlung des rheumatischen Formenkreises.

Erläutern Sie die nachfolgenden Fragen.

- Was bedeutet die Abkürzung NSA?
- Auf welche unerwünschte Wirkung achten Sie im Rahmen der Pflege besonders?
- Welche drei Arzneimittelgruppen, die zur Behandlung der Rheumaerkrankung eingesetzt werden, kennen Sie noch (ggf. mit Handelsnamen)?

22.1 Rheuma

- **NSA:** nichtsteroidale Antirheumatika (wirken analgetisch und antiphlogistisch)
- **unerwünschte Wirkungen:** Blutungen im Gastrointestinaltrakt, Auslösen von Asthmaanfällen
- **Medikamentengruppen zur Rheumabehandlung**
  - nichtsteroidale Antirheumatika/Antiphlogistika: Ibuprofen®
  - lokale Antirheumatika: Voltaren Salbe®
  - Glucocorticoide: Decortin®
  - Basistherapeutika (DMARDs = Disease Modifying Antirheumatic Drugs): Lantarel®
  - Biologika: Humira®

Ergänzung

Viele Erkrankungen des rheumatischen Formenkreises sind Autoimmunerkrankungen. Dabei lösen Antikörper die Entzündungsreaktionen aus. → Immunstörungen → K 132

Biologika sind gentechnisch hergestellte Wirkstoffe, die Entzündungsvorgänge blockieren, sie sind biologische Gegenspieler der Zytokine *(entzündungsauslösende Botenstoffe)*.

Basistherapeutika können zur symptomatischen Besserung der Beschwerden führen (keine Ursachenbekämpfung).

22 Arzneimittel bei ausgewählten Erkrankungen

22.2 Osteoporose

Bei der **Osteoporose** kommt es zu **Störungen des Knochenstoffwechsels** mit verminderter Calciumeinlagerung und **Abbau der Knochensubstanz.** Betroffen sind häufig Patienten, die dauerhaft Glucocorticoide einnehmen, oder Frauen nach der Menopause. Bei ihnen besteht ein erhöhtes Frakturrisiko.

Nennen Sie die Säulen der Osteoporoseprophylaxe.

Erläutern Sie weiterhin die Wirkung, unerwünschte Wirkung und Einnahmehinweise von Biophosphonaten.

22.2 Osteoporose

Osteoporoseprophylaxe
- knochenfreundliche Ernährung
- ausreichend Bewegung

Biophosphonate
- blockieren die Osteoklasten *(knochenabbauende Zellen)*, hemmen dadurch die Freisetzung von Calcium
- UW: Gefahr von Ösophagusulzerationen und Kiefernekrosen, v.a. bei der i.v.-Gabe
- werden nüchtern ca. 30 Min. vor dem Frühstück eingenommen → gleichzeitige Nahrungsaufnahme verringert die Resorption
- Einnahme mit aufrechtem Oberkörper und ausreichend Wasser, danach nicht wieder hinlegen, keine Einnahme bei Schluckstörungen
- Bei der Aufnahme von Calcium, Eisen und Magnesium sollte ebenfalls ein zeitlicher Abstand von 4 Stunden eingehalten werden.

Ergänzung
knochenfreundliche Ernährung: Zufuhr von Calcium, z. B. Milch und Milchprodukte, grünes Gemüse, Nüsse, Vitamin D, z. B. fetter Fisch (Lachs, Makrele), Margarine, Pilze, Eier
Ausreichend Sonnenlicht fördert die Vitamin D-Produktion.

22 Arzneimittel bei ausgewählten Erkrankungen

22.3 Immunstörungen

Das **Immunsystem** hat die Aufgabe, den Körper vor **Infektionen durch Abwehr von Antigenen** (Krankheitserreger, Mikroorganismen und fremde Substanzen) **zu schützen.** Dabei werden auch fehlerhaft gewordene körpereigene Zellen erkannt und beseitigt. Intakte Strukturen dagegen werden nicht angegriffen (Ausnahme: Autoimmunerkrankungen).

Erläutern Sie die folgenden Begriffe.

- **Immunmodulatoren**
- **Immunsuppressiva**
- **Immunstimulanzien**

22.3 Immunstörungen

- **Immunmodulatoren:** Oberbegriff für pharmakologisch wirksame Substanzen (auf das Immunsystem)
- **Immunsuppressiva:** Substanzen, die zur Dämpfung des Immunsystems führen, z. B. nach Transplantationen, um körpereigene Abstoßungsreaktionen zu verhindern, oder zur Behandlung von einigen Autoimmunerkrankungen. Beispiele: Glucocorticoide, Zytostatika, Antikörper
- **Immunstimulanzien:** Substanzen, die zur Aktivierung des geschwächten Immunsystems eingesetzt werden. Beispiele: Phytopharmaka → Sonnenhut (Echinacea), Zytokine (Interferone, Interleukine), Wachstumsfaktoren

Ergänzung

- **Autoimmunerkrankung:** überschießende Reaktion des Immunsystems gegen köpereigenes Gewebe, z. B.: Multiple Sklerose, Zöliakie, rheumatoide Arthritis, Colitis ulcerosa
- **Antikörper:** Proteine, die von Plasmazellen gebildet werden, sich mit Antigenen verbinden (Schlüssel-Schloss-Prinzip) und diese aufnehmen (Phagozytose)

22 Arzneimittel bei ausgewählten Erkrankungen

22.4 Allergien

Als **Allergie** wird eine **Abwehrreaktion des Immunsystems** auf Stoffe der Umwelt *(Allergene)* bezeichnet. Die **Symptome** können vielfältig sein. Sie zeigen sich z. B. durch **Schleimhautschwellungen, Hautveränderungen, Juckreiz, Dyspnoe, Erbrechen, Diarrhoe oder im anaphylaktischen Schock.**

Ergänzen Sie den Lückentext mit den unten stehenden Begriffen.

__________ sind Arzneimittel, die je nach Krankheitsform und Schwere der Allergie eingesetzt werden. Hierzu gehört auch die Gruppe der ______________. Sie wirken als __________ an bestimmten Histaminrezeptoren (H_1-Rezeptoren). Antihistaminika der ________________ passieren die Blut-Hirn-Schranke und wirken auch so auf die ______________ im Gehirn mit der Folge der Müdigkeit. Aus diesem Grund werden sie auch zur Behandlung der Reisekrankheit, bei Übelkeit und Erbrechen eingesetzt. Antihistaminika der ______________ wirken dagegen kaum noch sedierend, sie haben einen schnelleren Wirkungseintritt und eine längere Wirkungsdauer.

Antihistaminika, zweiten Generation, Antagonisten, H_1-Rezeptoren, Antiallergika, ersten Generation

22.4 Allergien

Antiallergika sind Arzneimittel, die je nach Krankheitsform und Schwere der Allergie eingesetzt werden. Hierzu gehört auch die Gruppe der Antihistaminika. Sie wirken als Antagonisten an bestimmten Histaminrezeptoren (H_1-Rezeptoren). Antihistaminika der ersten Generation passieren die Blut-Hirn-Schranke und wirken auch so auf die H_1-Rezeptoren im Gehirn mit der Folge der Müdigkeit. Aus diesem Grund werden sie auch zur Behandlung der Reisekrankheit, bei Übelkeit und Erbrechen eingesetzt. Antihistaminika der zweiten Generation wirken dagegen kaum noch sedierend, sie haben einen schnelleren Wirkungseintritt und eine längere Wirkungsdauer.

Ergänzung

H_2-Antihistaminika blockieren die H_2-Rezeptoren der Belegzellen an der Magenschleimhaut und hemmen somit die Produktion der Magensäure.

anaphylaktischer Schock: lebensbedrohliche Komplikation → Verhalten bei Anaphylaxie → K 148

23 Pflegesituation Schlafstörungen

23.1 Hypnotika und Sedativa I

Schlafstörungen *(Dyssomnien)* können **akut** oder **chronisch** auftreten. Während der Betroffene bei **Einschlafstörungen** lange wach liegt, kommt es bei **Durchschlafstörungen** zu häufigem Erwachen und langen Wachphasen in der Nacht. Morgens fühlen sich die Menschen müde und unausgeschlafen. Behandelt werden Schlafstörungen mit **Hypnotika/Sedativa.**

Erläutern Sie die folgenden Begriffe.

- **Hypnotika/Sedativa**
- **Benzodiazepine und Analoga** (Wirkung, unerwünschte Wirkung, Unterteilung)
- **Benzodiazepin-Antagonist**

23.1 Hypnotika und Sedativa I

Hypnotika = Schlafmittel, **Sedativa** = Beruhigungsmittel (Überbegriff)

Benzodiazepine und Analoga

- Arzneistoffe mit ähnlicher Grundstruktur wie Valium®
- wirken sedierend, anxiolytisch *(angstlösend)*, antikonvulsiv *(krampflösend)*, muskelrelaxierend, verkürzen die Tiefschlafphase
- Problem: herabgesetzter Muskeltonus, Gangunsicherheit, ↑ Sturzgefahr, ↓ Reaktionsvermögen, evtl. Rebound-Effekt
- unterscheiden sich hinsichtlich der Wirkung und Halbwertszeit
  - kurz wirksam: 1,5–5 Std., z. B. Dormicum®
  - mittellang wirksam: 8–15 Std., z. B. Adumbran®
  - lang wirksam: › 20 Std., z. B. Valium®, evtl. Hang-over, ↑ Toleranzentwicklung

Benzodizepin-Antagonist: Antidot bei einer Überdosierung mit Benzodiazepinen → Flumazenil (Anexate®), langsam milliliterweise verabreichen

Ergänzung

Hang-over: Medikamentenüberhang, morgendliche Müdigkeit und Abgeschlagenheit

Rebound-Effekt: Unruhe, Angst, Schlaflosigkeit bei plötzlichem Absetzen der AM

Halbwertszeit → Grundbegriffe der Pharmakokinetik → Kapitel 2

23 Pflegesituation Schlafstörungen

23.2 Hypnotika und Sedativa II

Es gibt **verschiedene pharmakologische Möglichkeiten,** Schlafstörungen zu behandeln. Hauptsächlich werden **Benzodiazepine** bzw. deren Analoga eingesetzt. Aber auch **pflanzliche Arzneimittel** spielen bei der Selbstmedikation eine große Rolle.

Nennen und erläutern Sie pflanzliche Arzneistoffe, die bei Schlafstörungen zum Einsatz kommen können.

23.2 Hypnotika und Sedativa II

Pflanzliche Präparate werden vorwiegend als Tee oder Dragees/Tabletten eingenommen und dienen oft als Einschlafhilfe. Ihre Wirksamkeit ist in klinischen Prüfungen nicht bewiesen. Zum Einsatz kommen:

- Baldrianwurzel, Hopfenzapfen, Passionsblumenkraut: sollen beruhigend und entspannend wirken, z. B. Vivinox® Dragees
- Melissenblätter (Zitronenmelisse) sollen beruhigend und spasmolytisch wirken, z. B. als Tee
- Johanniskraut wird bei Unruhe und depressiven Verstimmungen eingesetzt, z. B. als Tee und Tinktur (vorsichtiger Einsatz; UW und WW beachten)

Ergänzung

Weitere Arzneimittelgruppen mit schlaffördernder Wirkung sind Antihistaminika, Neuroleptika, Antidepressiva und Aldehyde. Letztere, z. B. Distraneurin®, werden speziell auch bei der Behandlung des Alkoholdelirs sowie zur Sedierung von Suchterkrankten eingesetzt.
Barbiturate sind wegen der Unterdrückung der REM-Phasen *(Traumphasen)* und des Abhängigkeitspotenzials nicht mehr als Schlafmittel zugelassen.
Benzodiazepine → Hypnotika und Sedativa I → K 134

23 Pflegesituation Schlafstörungen

23.3 Umgang mit schlaffördernden Arzneimitteln

Viele Menschen nehmen bei Schlafstörungen **schlaffördernde Medikamente** ein. Die Ursache der Schlafstörung wird aber damit nicht behandelt. Außerdem verändert sich die Schlafqualität. In Institutionen (Altenheim/Krankenhaus) liegt oft ein **unreflektierter Umgang** mit schlaffördernden Medikamenten vor.

Lesen Sie sich das Fallbeispiel durch und erläutern Sie die wichtigsten Informationen, die Sie der Patientin im Hinblick auf den Umgang mit schlaffördernden Medikamenten geben würden.

Frau M. ist 71 Jahre alt und wurde wegen einer dekompensierten Herzinsuffizienz ins Krankenhaus eingeliefert. Hier liegt die Patientin in einem Dreibettzimmer. Sie gibt an, die letzten Nächte sehr schlecht geschlafen zu haben. Alles sei so ungewohnt und da sie sehr geräuschempfindlich ist, wird sie dauernd wach. Nun möchte Frau M. von Ihnen ein „ordentliches Schlafmittel" bekommen und über die Medikamente informiert werden.

23.3 Umgang mit schlaffördernden Arzneimitteln

- Hinweis zur Schlafhygiene und alternativen, nichtmedikamentösen Maßnahmen
- mit pflanzlichen Schlafmitteln beginnen, Verabreichung als Tee, Tropfen, Disperts
- leichte bis mittelstarke AM evtl. sinnvoll bei Einschlaf- bzw. Durchschlafstörungen, kurzfristiger Einsatz
- bei lang wirksamen Benzodiazepinen besteht die Gefahr der Atemdepression, hohes Abhängigkeitspotenzial, Unterdrückung der REM-Phase
- NW: abhängig von der Medikamentenstärke und Dauer der Einnahme kann es zur Kumulation des Wirkstoffes, Entwöhnungsproblemen sowie paradoxen Wirkung bei älteren Menschen (Euphorie) kommen
- bei zu hoher bzw. zu später Einnahme (nach 21 Uhr) sind Restwirkungen (Hang-over) am anderen Morgen möglich: Kreislaufprobleme, Sturzgefahr
- Rebound-Effekt durch plötzliches Absetzen der Medikamente nach regelmäßiger Einnahme, langsam ausschleichen

Ergänzung

REM-Phase: Rapid Eye Movement; schnelle Augenbewegungen in der Traumphase
pflanzliche Schlafmittel → Hypnotika und Sedativa II → K 135

24 Pflegesituation Schmerzen

24.1 Analgetika – WHO Stufenschema

Als **Analgetika** werden Arzneimittel bezeichnet, die akute und chronische **Schmerzsituationen reduzieren bzw. beseitigen.** Die Weltgesundheitsorganisation (WHO) hat 1986 Prinzipien und Regeln für die Therapie von Tumorschmerzen aufgestellt.

Nennen und erläutern Sie die fünf Prinzipien der Schmerztherapie nach der WHO.

24.1 Analgetika – WHO Stufenschema

1 regelmäßig, festes Zeitschema (Verabreichung ohne zeitlichen Verzug)
2 individuelle Anpassung und Dosierung (Schmerzspitzenmedikamente einsetzen)
3 Begleitmedikamente einsetzen: Adjuvanzien und Co-Analgetika
4 nicht invasive Verfahren bevorzugen → selbstständige Aufnahme (oral) oder Umgang (transdermal) der Analgetika durch den Patienten anstreben
5 nach dem WHO Stufenplan:
- Stufe 1: Nicht-Opioid-Analgetika plus evtl. Begleitmedikamente
- Stufe 2: schwache Opioid-Analgetika plus Nicht-Opioide und evtl. Begleitmedikamente
- Stufe 3: starke Opioid-Analgetika plus Nicht-Opioide und evtl. Begleitmedikamente
- Stufe 4 benennt weiterführende schmerzreduzierende Maßnahmen, wie z. B. chirurgische Eingriffe, Regionalanästhesien etc.

Co-Analgetika → Adjuvanzien → K 141

24 Pflegesituation Schmerzen

24.2 Nicht-Opioide

Nicht-Opioid-Analgetika wirken durch die **Hemmung der Prostaglandinsynthese** in der Peripherie. Außer der **analgetischen** *(schmerzstillenden)*, können sie auch eine **antipyretische** *(fiebersenkende)* und **antiphlogistische** *(entzündungshemmende)* Wirkung haben.

Füllen Sie die rechten Spalten der Tabelle aus.

Arzneimittel	Nebenwirkungen
Aspirin®/Acetylsalicylsäure (ASS)	
Perfalgan®/Paracetamol	
Voltaren®/Diclophenac	
Novalgin®/Metamizol	

Tab. 24.1a Nicht-Opioid-Analgetika im Überblick

24.2 Nicht-Opioide

Arzneimittel	Nebenwirkungen
Aspirin®/Acetylsalicylsäure (ASS)	gastrointestinale sowie asthmatische Beschwerden, Thrombozytenaggregationshemmung
Perfalgan®/Paracetamol	allergische Reaktionen, bei Dauereinnahme bzw. Überdosierung Gefahr von Leberschäden
Voltaren®/Diclophenac	gastrointestinale Beschwerden, allergische Reaktionen, Leber-/Nierenbeschwerden
Novalgin®/Metamizol	Hypotonie, Schwitzen, allergische Reaktionen

Tab. 24.1b Nicht-Opioid-Analgetika im Überblick

Ergänzung

- Antidot von Paracetamol: N-Azetylcystein/Fluimucil®
- Diclophenac gehört zu den nichtsteroidalen Antiphlogistika (NSA)

24 Pflegesituation Schmerzen

24.3 Schwache und starke Opioide

Die **Wirkung** der Opioide erfolgt über die **Besetzung der Opioid-Rezeptoren im Gehirn und Rückenmark** (zentrale Wirkung). Somit können die Schmerzimpulse nicht weitergeleitet werden, und die Schmerzwahrnehmung wird blockiert.

Nennen Sie je drei Wirkstoffgruppen und Arzneimittel mit Handelsnamen aus der Gruppe der schwachen und starken Opioide.

24.3 Schwache und starke Opioide

- **schwache Opioide:** Tramadol (Tramal®), Dihydrocodein (DHC®), Tilidin in Kombination mit Naloxon (Valoron N®) etc.
- **starke Opioide:** Morphinsulfat (MST®, Sevredol®), Buprenorphin (Temgesic®), Fentanyl (Durogesic®), Hydromorphon (Palladon®), Cannabis (Marinol®) etc.

Ergänzung

- Alle starken Opioide sind betäubungsmittelpflichtig. Die schwachen Opioide sind in der Regel nicht betäubungsmittelpflichtig, allerdings gibt es dosisabhängige Ausnahmen: Dihydrocodein und Codein.
- Morphin stellt die Referenzsubstanz aller Opioide dar → analgetische Potenz = 1, demgegenüber haben Fentanyl die ca. 100-fache und Palladon®/Hydromorphon die 7,5-fach höhere Potenz als Morphin, sie sind also dementsprechend stärker.
- Die Wirkdauer von Morphinen beträgt nur 4–5 Std., daher werden sie hauptsächlich in Retardform verabreicht, um psychische Abhängigkeit und Toleranzentwicklung zu minimieren.

24 Pflegesituation Schmerzen

24.4 Umgang mit Betäubungsmitteln

Das **Betäubungsmittelgesetz** regelt als Bundesgesetz den Verkehr mit Betäubungsmitteln. Zur Ergänzung gibt es in den Institutionen Standards oder Verfahrensanweisungen.

Lesen Sie sich das Fallbeispiel durch und erläutern Sie Ihr Vorgehen in dieser Situation in kleinen Schritten.

Frau M., 72 Jahre alt, wird aufgrund eines Lungentumors mit starken Schmerzen in den Knochen in das Krankenhaus eingeliefert. Als Erstmaßnahme soll die Patientin sofort 20 mg Sevredol® (kurz wirksames Morphinpräparat) und 2 × 30 mg MST Retard Tabletten als Dauermedikation oral bekommen. Beide Medikamente sind aber zurzeit nicht im Betäubungsmittelvorrat vorhanden.

24.4 Umgang mit Betäubungsmitteln

Sind Alternativen zu Sevredol® und MST® vorhanden? Wenn nicht, sind direkt für die ersten Stunden die BtM z. B. bei der Nachbarststation auszuleihen.

- doppelte Dokumentation: Die abgebende Station dokumentiert die Abgabe mit Namen der Empfängerstation; die Empfängerstation dokumentiert mit Namen der Herkunftsstation in ihrem BtM-Buch den Empfang.
- Wird das BtM nur für einen Patienten zur sofortigen Gabe ausgeliehen, reicht der Austrag auch nur bei der abgebenden Station mit Angabe des Patientennamen.
- Arzt stellt das erforderliche Rezept aus
- 3-teiliger BtM-Anforderungsschein, Teil III verbleibt beim verordnenden Arzt (muss 3 Jahre aufbewahrt werden), Apotheke nimmt Teil I und II an, Teil I verbleibt in der Apotheke, Teil II geht gemeinsam mit der Lieferung an die Station (kann auch gefaxt werden, dann verbleibt Teil II gleich auf der Station)
- Eintragen der Zugänge in das BtM-Buch → Frau M. erhält ihr BtM → Austragen im BtM-Buch
- Examiniertes Pflegepersonal erhält gegen Rezept und Unterschrift auch direkt die erforderlichen Betäubungsmittel in der Krankenhausapotheke.

Betäubungsmittelgesetz → K 36

24 Pflegesituation Schmerzen

24.5 Adjuvanzien

Als **Adjuvanzien** werden **Begleitmedikamente** bezeichnet, die ergänzend zur Analgetikatherapie verabreicht werden können. Dazu zählen Arzneimittel, die die auftretenden Nebenwirkungen der Analgetikatherapie behandeln, eine eigene nozizeptive Wirkung haben oder die Wirkung von Analgetika verstärken.

Füllen Sie die rechte Spalte der Tabelle aus und benennen Sie eine Indikation.

Adjuvanzien	Einsatzgebiet
1 Corticoide 2 Laxanzien 3 Antikonvulsiva, Benzodiazepine 4 Antiemetika, Neuroleptika 5 Antidepressiva 6 Magenprotektiva	

Tab. 24.2a Adjuvanzien in der Schmerztherapie

24.5 Adjuvanzien

Adjuvanzien	Einsatzgebiet
1 Corticoide	1 Schmerzen durch Kompression aufgrund von Ödemen
2 Laxanzien	2 Obstipation
3 Antikonvulsiva, Benzodiazepine	3 neuropathische Schmerzen (brennend, einschießend, stechend)
4 Antiemetika, Neuroleptika	4 Übelkeit, Erbrechen
5 Antidepressiva	5 Schmerzdistanzierung, Angstzustände
6 Magenprotektiva	6 Magenschleimhautschäden

Tab. 24.2b Adjuvanzien in der Schmerztherapie

Ergänzung

Adjuvanzien, die analgetische Wirkung besitzen oder diese verstärken, werden auch Co-Analgetika genannt.

24 Pflegesituation Schmerzen

24.6 Unerwünschte Wirkungen der Opioide

Viele Patienten habe große Angst, von Opiaten „süchtig“ zu werden. Eine **psychische Abhängigkeit** zeigt sich in dem unbezwingbaren Bedürfnis, die Opiate immer wieder einzunehmen, um einen euphorisierenden Effekt zu erleben. Bei regelmäßiger Einnahme mit dem Ziel der Schmerzreduzierung und der Gabe von retardierten Morphinen kommt es jedoch nicht zur **Euphorisierung.** Wenn allerdings die Opiate zu schnell abgesetzt werden, reagiert der Körper mit vegetativen Symptomen, wie Schwitzen, Übelkeit, Erbrechen oder Unruhe. Dies zeigt eine **physische Abhängigkeit.**

Nennen Sie weitere unerwünschte Wirkungen der Opiate.

24.6 Unerwünschte Wirkungen der Opioide

zentral

- Sedierung/Atemdepression (Hemmung des Atemzentrums)
- antitussiv (Hemmung des Hustenzentrums)
- Miosis *(Pupillenverengung)*
- Blutdruckabfall, Bradykardie
- Übelkeit/Erbrechen
- Euphorie
- Dysphorie *(Gleichgültigkeit)*

Anxiolyse *(Lösung der Angst)*, wird eher als erwünschte Wirkung angesehen

peripher

- Tonuserhöhung der glatten Muskulatur mit Harnverhalt
- Obstipation
- Wehenhemmung
- Hypoperistaltik

24 Pflegesituation Schmerzen

24.7 Überdosierung

Unerwünschte Wirkungen der Opiate treten insbesondere auf, wenn das Medikament überdosiert wurde.

Lesen Sie sich das Fallbeispiel durch und beantworten Sie die nachfolgenden Fragen.
Herr K. ist 76 Jahre alt und bekommt aufgrund starker Schmerzzustände (Prostatacarcinom mit Knochenmetastasen) von seinem Hausarzt Fentanyl-Pflaster verschrieben. Die Informationen des Hausarztes hat er nicht so richtig verstanden, und da die Wirkung nicht sofort eintritt, klebt er noch zwei Pflaster nach. Als Sie einen Tag später im Rahmen des ambulanten Pflegediensts den Patienten besuchen, finden Sie Herrn K. liegend und bewusstseineingetrübt auf dem Sofa vor. Der Puls ist bradykard und die Atmung flach.

- Welche Erstmaßnahmen ergreifen Sie?
- Welche Leitsymptome sind noch erkennbar?
- Welches Antidot wird hier eingesetzt?

24.7 Überdosierung

Sofortmaßnahmen
- stabile Seitenlage
- Notruf betätigen
- engmaschige Überwachung der Vitalparameter

Leitsymptome Opioidintoxikation
- Bewusstseinsstörungen (Somnolenz bis Koma)
- Atemdepression
- Miosis
- herabgesetzter Muskeltonus
- Hypotonie, Bradykardie, Hyperthermie

Antidot bei Morphinüberdosierung: Naloxon (Narcanti®) bei Intoxikation mit reinem Agonisten: ¼–½ Ampulle über 2–3 Min., sofortiger Wirkungseintritt, wegen kurzer Halbwertszeit wiederholen

Ergänzung

Doxapram (Dopram®) wird bei Intoxikation mit partiellem Agonisten (Buprenorphin, Temgesic®) verabreicht.

24 Pflegesituation Schmerzen

24.8 Lokalanästhetika

Lokalanästhetika sind Arzneimittel zur **lokalen Betäubung** in einem bestimmten Gebiet. Die Reizleitung in den dünnen sensorischen und schmerzleitenden Nervenfasern wird blockiert, während die dickeren Nervenbahnen noch intakt sind. Das erklärt, dass die sensorischen Empfindungen herabgesetzt, die motorischen aber noch vorhanden sind.

Erläutern Sie drei Arten der Lokalanästhesie und nennen Sie die entsprechenden Arzneimittel.

24.8 Lokalanästhetika

- Oberflächenanästhesie: durch Lösungen, Salben, Sprays wird das Medikament auf die Haut aufgebracht, z. B Lidocain (Xylocain®)
- Leitungsanästhesie: durch Injektionen werden die zu betäubenden Nerven gezielt umspritzt und ihre Erregbarkeit wird dadurch geblockt, z. B. Bupivacain (Carbostesin®)
- Sonderformen sind die Spinal- und Periduralanästhesie
- Infiltrationsanästhesie: durch Injektionen in das Gewebe können kleinere Nervenbereiche blockiert werden, z. B. Prilocain (Xylonest®)
- Die intravenöse Regionalanästhesie geht über kleinere lokale Anwendungen hinaus und betrifft bestimmte Körperregionen, z. B. ganze Extremitäten.

Ergänzung

Unerwünschte Wirkungen sind Hemmung der Erregungsbildung und -ausbreitung am Herzen, Allergien, Blutdruckabfall etc.

24 Pflegesituation Schmerzen

24.9 Narkosemittel und Muskelrelaxanzien

Für die **Allgemeinanästhesie** *(Vollnarkose)* werden **Narkosemittel** eingesetzt, die über das zentrale Nervensystem wirken. Sie schalten Bewusstsein, Schmerzempfindung und Temperaturregelung aus.

Beantworten Sie die nachfolgenden Fragen.

- Erläutern Sie den Begriff **Prämedikation** und nennen Sie Arzneimittelgruppen, die in dem Zusammenhang verwendet werden.
- Nennen Sie **Arzneimittelgruppen,** die zur Narkose verwendet werden, und beschreiben Sie einige Nachwirkungen für den Patienten.
- Erläutern Sie den Begriff **Muskelrelaxanzien** und deren Einsatzmöglichkeiten.

24.9 Narkosemittel und Muskelrelaxanzien

Prämedikation

- Gabe von Medikamenten zur Narkosevorbereitung, um Unruhe- und Angstzustände des Patienten zu reduzieren.
- Beispiele: Sedativa, Tranquilizer

Narkosemittel Arzneimittelgruppen

- Inhalationsnarkose: verdampfbare Flüssigkeiten: Enfluran, Isofluran, Halothan
- Injektionsnarkose: Hypnotika → Propofol®, Dormicum®
  - **Nachwirkungen:** Übelkeit/Erbrechen

Muskelrelaxanzien

- sind Medikamente, die die **quergestreifte Muskulatur** reversibel herabsetzen
- periphere Muskelrelaxanzien besetzen die Rezeptoren von Acetylcholin; Einsatz zur Intubation oder während der Operation: Pantolax® (Suxamethoniumchlorid)
- Muskelrelaxanzien werden bei Muskelverspannungen eingesetzt, z. B. Benzodiazepine → Musaril® (Tetrazepam)

Ergänzung

- Zentral wirksame Muskelrelaxanzien sind leicht sedierend. → Vorsicht beim Autofahren!
- Spasmolytika lösen Krämpfe der glatten Muskulatur.

25 Umgang mit Transfusionen und Kontrastmittel

25.1 Plasmaersatzmittel

Um bei einem größeren **Blut- und/oder Plasmaverlust** den **Volumenmangel** zu vermeiden, können **Plasmaersatzmittel** zum Einsatz kommen. Plasmaersatzmittel sind kolloidale Lösungen, deren onkotischer Druck dem des menschlichen Blutplasmas entspricht.

Nennen Sie je drei Beispiele für

- **körpereigene** und
- **körperfremde Plasmaersatzmittel**.

25.1 Plasmaersatzmittel

Körpereigene Plasmaersatzmittel
- Humanalbuminlösung
- Plasma-Proteinlösung
- Erythrozytenkonzentrate

Körperfremde Plasmaersatzmittel
- Dextran-Präparate
- Gelantine-Präparate
- Hydroxyethylstärkepräparate (HAES-Lösung)

Ergänzung

Kolloidale Lösungen sind Lösungen aus Wasser und organischen Makromolekülen. Diese Makromoleküle (Kohlenhydrate oder Proteine) sind in der Lage, Wasser zu binden und das Volumen im Gefäßsystem zu erhöhen *(kolloidosmotischer Druck)*.

25 Umgang mit Transfusionen und Kontrastmittel

25.2 Kontrastmittel

Kontrastmittel sind **Arzneimittel,** die bei **bildgebenden Verfahren** eingesetzt werden. Beispiele sind die Computertomografie, Kernspintomografie, Röntgendiagnostik oder Ultraschall-Sonografie.

Ergänzen Sie die Textpassage mit den unten stehenden Begriffen.

Ein Röntgenkontrastmittel zur Darstellung der Speiseröhre und des Magen-Darm-Traktes ist __________, da es nicht _______ wird. Es kann ____ oder rektal verabreicht werden. Iodhaltige Kontrastmittel sind _________ _________, die vorwiegend über die Niere ausgeschieden werden. Sie können auch ________, intraarteriell oder in Körperhöhlen instilliert werden. Dadurch ist auch die __________ der Gefäße möglich. Zu beachten sind allerdings _________ __________.

Darstellung, resorbiert, wasserlösliche Substanzen, intravenös, Bariumsulfat, oral, allergische Reaktionen

25.2 Kontrastmittel

Ein Röntgenkontrastmittel zur Darstellung der Speiseröhre und des Magen-Darm-Traktes ist Bariumsulfat, da es nicht resorbiert wird. Es kann oral oder rektal verabreicht werden. Iodhaltige Kontrastmittel sind wasserlösliche Substanzen, die vorwiegend über die Niere ausgeschieden werden. Sie können auch intravenös, intraarteriell oder in Körperhöhlen instilliert werden. Dadurch ist auch die Darstellung der Gefäße möglich. Zu beachten sind allerdings allergische Reaktionen.

Ergänzung

Kontrastmittelreaktionen werden in verschiedene Stadien eingeteilt und treten innerhalb von 5–30 Minuten nach der Kontrastmittelgabe ein. Die Stadien:
I = Urtikaria/Flush (Hautrötung), Juckreiz, Schleimhautreaktionen (Niesen, Husten, Larynxödem), Unruhe, Kopfschmerzen, Übelkeit/Erbrechen
II = Kreislaufdysregulation (Schwindel, Tachykardie/Arrhythmie, Dyspnoe)
III = Schock, Bronchospasmus, Bewusstlosigkeit, Krampfanfälle
IV = Kreislaufstillstand
Verhalten bei Anaphylaxie → K 148

25 Umgang mit Transfusionen und Kontrastmittel

25.3 Verhalten bei Anaphylaxie

Die **Anaphylaxie** ist die **schwerste und bedrohlichste Form einer Allergie**. Sie kann z. B. bei der Gabe von Kontrastmitteln ausgelöst werden. Hier sind ein schnelles Handeln und die Gabe entsprechender Arzneimittel notwendig.

Erstellen Sie einen sinnvollen Handlungsablauf und nennen Sie die wichtigsten Arzneimittelgruppen, die bei einer allergischen Reaktion/einer Anaphylaxie eingesetzt werden.

25.3 Verhalten bei Anaphylaxie

- Stopp der Kontrastmittelzufuhr
- Legen eines weiteren venösen Zugangs
- Sauerstoffgabe
- Flach-/Schocklagerung (Ausnahme: Lungenödem)
- Intubation
- ggf. Koniotomie bei Larynxödem

Die Gabe der nachfolgenden Arzneimittel ist abhängig vom Stadium der allergischen Reaktion und deren Symptomen:

- Antihistaminika/H_1- und H_2-Blocker: Ranitidin/Clemastin
- Corticosteroide: Prednisiolon
- Katecholamine/Sympathikomimetika: Suprarenin
- Ringer-Laktat-Lösung
- Kolloide

26 Auf das zentrale Nervensystem wirkende Substanzen

26.1 Vegetatives Nervensystem I

Das **vegetative Nervensystem** wird auch **autonomes** Nervensystem genannt, da es sich nicht willentlich steuern lässt. Die Anpassung und Regulation betreffen **lebenswichtige Systeme** im menschlichen Körper und werden hauptsächlich durch den **Sympathikus** und **Parasympathikus** gesteuert.

Kennzeichnen Sie die Auswirkungen des Sympathikus und Parasympathikus auf die nachfolgenden Organe.

Organe	Sympathikus	Parasympathikus
Herzmuskel		
Gefäße der Haut und Schleimhaut		
Bronchien		
Verdauungs-, Speichel- und Schweißdrüsen		
Magen-Darm-Trakt		

Tab. 26.1a Auswirkungen des vegetativen Nervensystems

26.1 Vegetatives Nervensystem I

Organe	Sympathikus	Parasympathikus
Herzmuskel	↑ Puls, ↑ Kontraktionskraft	↓ Puls, ↓ Kontraktionskraft
Gefäße der Haut und Schleimhaut	↓ verengen sich	keine Wirkung
Bronchien	↑ erweitern sich	↓ verengen sich
Verdauungs-, Speichel- und Schweißdrüsen	↓ verminderte Sekretion	↑ gesteigerte Sekretion
Magen-Darm-Trakt	↓ Tonus, ↓ Motilität	↑ Tonus, ↑ Motilität

Tab. 26.1b Auswirkungen des vegetativen Nervensystems

Ergänzung

Transmitter sind Überträgerstoffe, die die Erregung auf den Sympathikus (Adrenalin, Dopamin) und den Parasympathikus (Acetylcholin) übertragen.

26 Auf das zentrale Nervensystem wirkende Substanzen

26.2 Vegetatives Nervensystem II

Arzneistoffe, die die Wirkung auf den Sympathikus und Parasympathikus **fördern,** werden α- oder $β_2$-**Sympathiko-/Parasympathikomimetika** genannt. Arzneistoffe, die ihn **hemmem,** heißen α- oder $β_2$-**Sympathiko-/Parasympathikolytika.**

Ordnen Sie die nachfolgenden Auswirkungen den Oberbegriffen Sympathiko-/Parasympathikolytika bzw. -mimetika zu.

- Erweiterung der Bronchien bei Asthma und COPD
- Verlangsamung des Herzrhythmus
- Senkung des Augeninnendrucks
- verminderte Speichelbildung
- Steigerung des Blutdrucks
- Blutdrucksenkung
- Anregung der Darmmotilität
- Krampflösung bei Spasmen der glatten Muskulatur

26.2 Vegetatives Nervensystem II

- Erweiterung der Bronchien bei Asthma und COPD → Parasympathikolytika
- Verlangsamung des Herzrhythmus → Sympathikolytika
- Senkung des Augeninnendrucks → Parasympathikomimetika
- verminderte Speichelbildung → Parasympathikolytika
- Steigerung des Blutdrucks → Sympathikomimetika
- Blutdrucksenkung → Sympathikolytika
- Anregung der Darmmotilität → Parasympathikomimetika
- Krampflösung bei Spasmen der glatten Muskulatur → Parasympathikolytika

Ergänzung

Sympathikomimetische Wirkungen werden auch **adrenerge** Wirkungen genannt und von den Katecholaminen Noradrenalin und Adrenalin ausgelöst.
Parasympathikolytische Wirkungen werden auch **anticholinerge** Wirkungen genannt und sind gegen die Wirkung von Acetylcholin gerichtet.

27.1 Allgemeine Übersicht I

Arzneimittelgruppen	Erklärung
Analgetika	hemmen die Schmerzempfindung
Adstringenzien	wirken zusammenziehend
Antazida	neutralisieren die Magensäure
Anabolika	wirken muskelaufbauend
Antihistaminika	wirken gegen Allergien
Antiarrythmika	regulieren Herzrhythmusstörungen
Antibiotika	hemmen oder töten das Wachstum von Mikroorganismen
Antidepressiva	wirken stimmungsaufhellend und/oder antriebssteigernd, -neutral bzw. -dämpfend
Antidiabetika	senken den Blutzuckerspiegel
Antidiarrhoika	wirken gegen Durchfall
Antidot	wirken als Gegenmittel zu anderen Giften, Arzneimitteln bzw. Substanzen
Antiemetika	unterdrücken den Brechreiz/das Erbrechen
Anthelminthika	wirken gegen Protozoen und Würmer
Antihyper/-hypotonika	wirken gegen zu hohen bzw. zu niedrigen Blutdruck
Antiinfektiva	Oberbegriff für AM, die gegen Bakterien, Pilze, Viren, Würmer und Protozoen eingesetzt werden
Antikoagulanzien	hemmen die Blutgerinnung
Antikonvulsiva	Oberbegriff für AM, die gegen Krampfanfälle eingesetzt werden
Antimykotika	hemmen das Pilzwachstum
Antiphlogistika	wirken entzündungshemmend
Antipyretika	wirken fiebersenkend
Antiseptika	wirken keimreduzierend (Desinfektionsmittel)
Antitussiva	unterdrücken den Hustenreiz
Barbiturate	wirken schlafanstoßend und narkotisierend
Chemotherapeutika	Oberbegriff für Antiinfektiva und Zytostatika

Tab. 27.1b Beispiele für Arzneimittelgruppen

27 Arzneimittelgruppen

27.1 Allgemeine Übersicht I

Füllen Sie die leeren Spalten der Tabelle aus.

Arzneimittelgruppen	Erklärung
Analgetika	
Adstringenzien	
Antazida	
Anabolika	
Antihistaminika	
Antiarrhythmika	
Antibiotika	
Antidepressiva	
Antidiabetika	
Antidiarrhoika	
Antidot	
Antiemetika	
Anthelminthika	
Antihyper/-hypotonika	
Antiinfektiva	
Antikoagulanzien	
Antikonvulsiva	
Antimykotika	
Antiphlogistika	
Antipyretika	
Antiseptika	
Antitussiva	
Barbiturate	
Chemotherapeutika	

Tab. 27.1a Beispiele für Arzneimittelgruppen

27.2 Allgemeine Übersicht II

Arzneimittelgruppe	Erklärungen
Dermatika	Oberbegriff für AM, die zur Anwendung auf der Haut bestimmt sind
Diuretika	fördern die Flüssigkeitsausscheidung
Expektoranzien	fördern den Auswurf von Bronchialsekret durch Verflüssigung und Abtransport
Fibrinolytika	lösen Blutgerinnsel auf
Geriatrika	Oberbegriff für AM, die der Steigerung der körperlichen und geistigen Leistungsfähigkeit des alten Menschen dienen
Glucocorticoide	beeinflussen u.a. den Stoffwechsel, wirken entzündungshemmend und immunsuppressiv
Hämostyptika	wirken blutstillend
Halluzinogene	verändern die visuelle, akustische und haptische Wahrnehmung
Homöopathika	Oberbegriff für AM, deren Grundsubstanzen einer Potenzierung unterzogen wurden (verdünnt, z. B. 1:10 oder 1:100)
Hypnotika	wirken schlaffördernd
Kardiaka	Oberbegriff für AM, die auf das Herz wirken: Herzglycoside (herzkraftstärkend), Antiarrhythmika, Antihypertonika (blutdrucksenkend: z. B. β-Blocker, ACE-Hemmer, Calciumantagonisten, AT-II-Hemmer)
Kontrazeptiva	wirken empfängnisverhütend
Laxanzien	beschleunigen die Stuhlentleerung
Immunsuppressiva bzw. -stimulanzien	wirken das Immunsystem unterdrückend bzw. steigernd
Lokalanästhetika	wirken örtlich betäubend (empfindungslos)
Mineralcorticoide	beeinflussen vorwiegend den Wasser- und Mineralhaushalt
Muskelrelaxanzien	entspannen die Skelettmuskulatur

Tab. 27.2b Beispiele für Arzneimittelgruppen

27 Arzneimittelgruppen

27.2 Allgemeine Übersicht II

Füllen Sie die leeren Spalten der Tabelle aus.

Arzneimittelgruppe	Erklärungen
Dermatika	
Diuretika	
Expektoranzien	
Fibrinolytika	
Geriatrika	
Glucocorticoide	
Hämostyptika	
Halluzinogene	
Homöopathika	
Hypnotika	
Kardiaka	
Kontrazeptiva	
Laxanzien	
Immunsuppressiva bzw. -stimulanzien	
Lokalanästhetika	
Mineralcorticoide	
Muskelrelaxanzien	

Tab. 27.2a Beispiele für Arzneimittelgruppen

27.3 Allgemeine Übersicht III

Nasalia	Oberbegriff für AM, die bei Nasenerkrankungen eingesetzt werden
Neuroleptika	wirken dämpfend auf die Nerventätigkeit
Narkotika	Oberbegriff für AM, die anästhesierend wirken *(betäubend)*
Ophthalmika	Oberbegriff für AM, die bei Augenerkrankungen eingesetzt werden
Otologika	Oberbegriff für AM, die bei Ohrenerkrankungen eingesetzt werden
Parasympathikolytika/-mimetika	Oberbegriff für AM, die der parasympathischen Wirkung entgegenwirken bzw. diese nachahmen
Phasenprophylaktika	wirken stimmungsstabilisierend
Phytotherapeutika	Oberbegriff für AM, die aus pflanzlichen Zubereitungen bestehen
Psychopharmaka	Oberbegriff für AM, die bei psychischen Erkrankungen eingesetzt werden (Neuroleptika, Antidepressiva, Tranquilizer, halluzinogene Phasenprophylaktika, Psychostimulanzien)
Psychostimulanzien	erhöhen, verbessern oder beschleunigen die Nerventätigkeit
Rhinologika	Oberbegriff für AM, die bei Nasenerkrankungen eingesetzt werden
Sedativa	wirken beruhigend
(Immun-)Sera	Überbegriff für AM, die zur Impfung eingesetzt werden (Impfstoffe)
Spasmolytika	entspannen die glatte Muskulatur
Sympathikolytika/-mimetika	Oberbegriff für AM, die der sympathischen Wirkung entgegenwirken bzw. diese nachahmen
Thyreostatika	hemmen die Schilddrüsenfunktion
Tranquilizer	wirken angstlösend *(anxiolytisch)* und beruhigend *(sedierend)*
Virustatika	wirken gegen die Vermehrung von Viren
Zytostatika	hemmen das Zellwachstum bzw. Zellteilung

Tab. 27.3b Beispiele für Arzneimittelgruppen

27 Arzneimittelgruppen

27.3 Allgemeine Übersicht III

Füllen Sie die leeren Spalten der Tabelle aus.

Nasalia	
Neuroleptika	
Narkotika	
Ophthalmika	
Otologika	
Parasympathikolytika/-mimetika	
Phasenprophylaktika	
Phytotherapeutika	
Psychopharmaka	
Psychostimulanzien	
Rhinologika	
Sedativa	
(Immun-)Sera	
Spasmolytika	
Sympathikolytika/-mimetika	
Thyreostatika	
Tranquilizer	
Virustatika	
Zytostatika	

Tab. 27.3a Beispiele für Arzneimittelgruppen